肺年齢を若くして
セキぜんそく
誤嚥性肺炎
から守る

長引くセキを治す

正しい知識と最新治療

池袋大谷クリニック院長
監修 大谷義夫

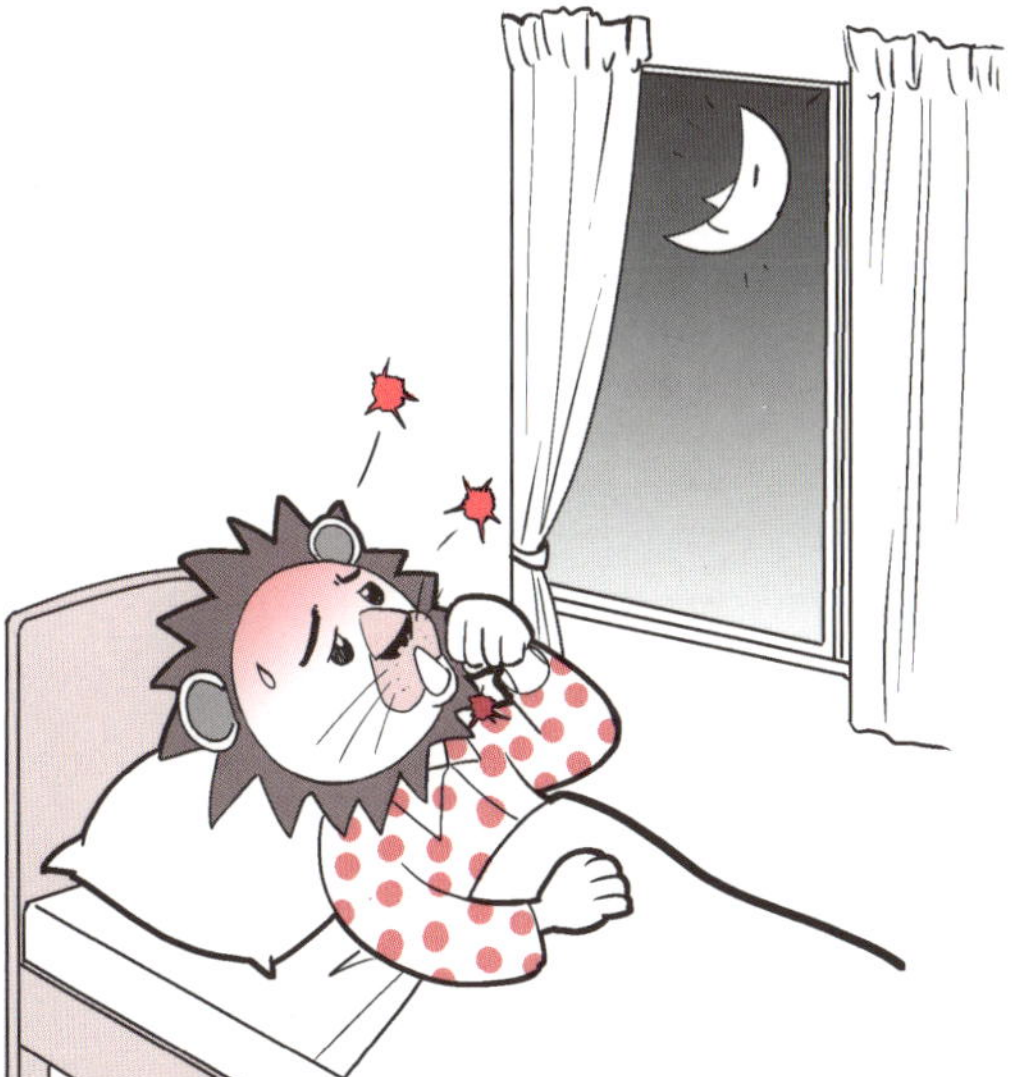

日東書院

はじめに

長引くセキ（咳）やタン（痰）は、しつこいカゼのなごりだと勘ちがいして、市販のセキ止め薬で対処したり放置したりしたままの患者さんが増えています。

セキやタンは、セキぜんそく、ＣＯＰＤ（慢性閉塞性肺疾患《まんせいへいそくせいはいしっかん》）、心因性、肺炎、肺結核、肺がんにいたるまで、さまざまな病気の初期症状の可能性があります。２週間以上長引くセキは、呼吸器の専門医を受診していただければ、早期に原因を特定して、適切な治療を進めることができます。

厚生労働省の「患者調査（２０１４年）」によると、呼吸器系の疾患（肺炎、ＣＯＰＤ、ぜんそく）の入院患者総数は90万7千人となっています。

日本人の死因第3位は肺炎ですが、肺炎による死亡者の約95％以上は65歳以上の高齢者です。特に肺炎が死因の高齢者のうち、約70％が誤嚥《ごえん》性肺炎によるものです。また、肺がんをはじめとした悪性腫瘍の8割は誤嚥性肺炎などの感染症で生命を落としています。高齢の患者さんの誤嚥性肺炎を予防できれば、きっと健康な長寿社会づくりに貢献できるはずです。

ＣＯＰＤの患者数は全国に約５３０万人いると推定されていますが、厚生労働省の「患者調査（２０１４年）」ではＣＯＰＤと診断された患者数は約26万人でした。つまり、病院にかかっていない、診断されていない、潜在的な患者さんが相当数いると思われます。そのため、２０１６年のＣＯＰＤによる死亡者は約１万５千人（人口動態統計）でしたが、今後は増加すると考えられています。ＣＯＰＤも高齢者の発症率が高いものです。厚生労働省は、ＣＯＰＤ予防と早期発見のための対策にとり組んでいますが、まだまだ一般の皆さんや患者さんに認知されておらず、受診率の低さも大きな問題です。

本書では、気になるのに見逃しがちなセキとタンのおもな原因として、セキぜんそく、誤嚥性肺炎を含んだ肺炎、ＣＯＰＤを中心に、さまざまな呼吸器系の病気と対処方法を具体的な事例として紹介し、全般的な呼吸器系の病気の予防を啓蒙します。本書が、呼吸器の病気でお悩みの患者さんのために役立てれば幸いです。

池袋大谷クリニック院長　大谷義夫

目次

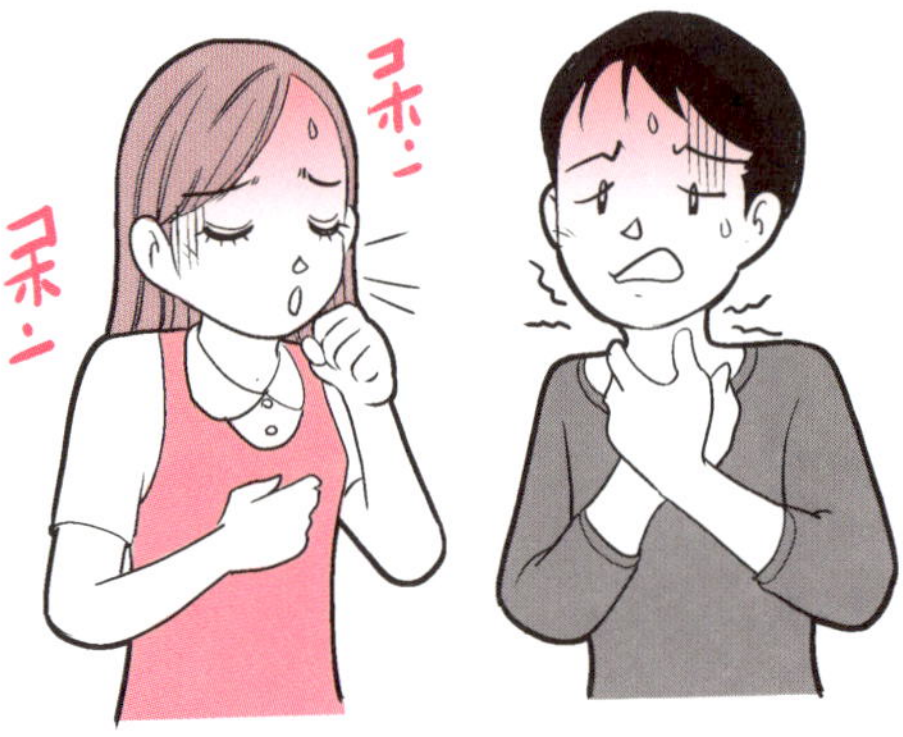

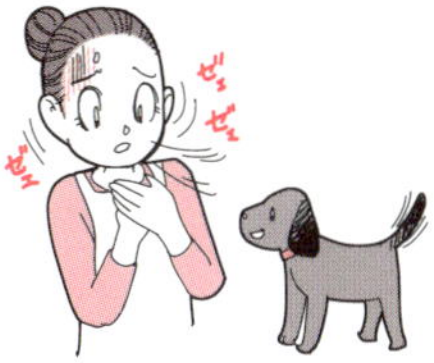

第3章 カゼ？ 肺炎？ 隠れ誤嚥？ 気になるちがい！

第4章 大人もぜんそくになる！ 見逃すと危ないセキぜんそく

第5章 タバコはモチロン！ 受動喫煙が引き起こすセキCOPD（慢性閉塞性肺疾患）について

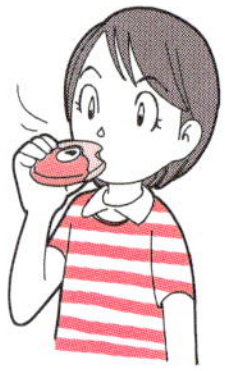

第6章 つらい！ セキやタンを楽にしたい

第7章 ノドを鍛えて肺年齢を若くするストレッチ体操

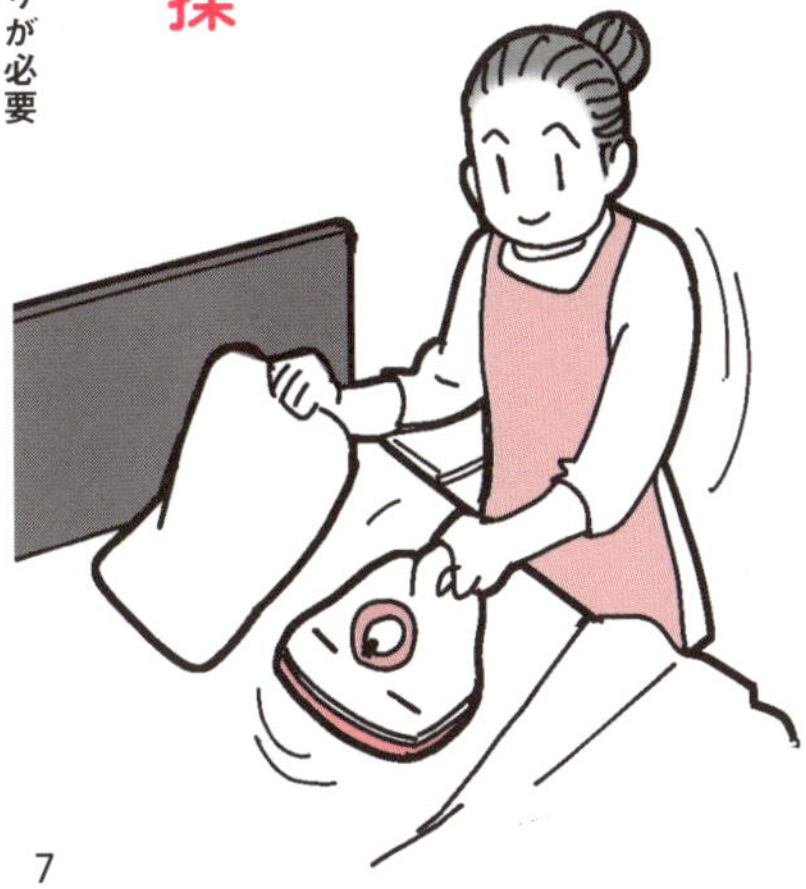

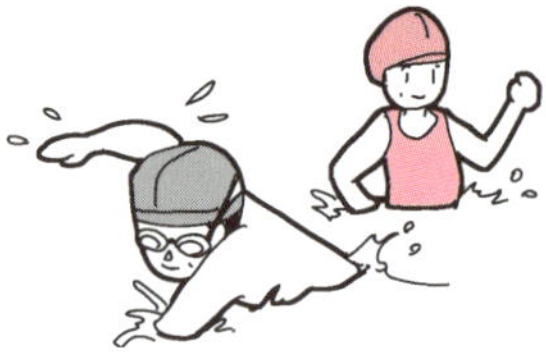

序章

あなたの肺年齢は、何歳ですか？

肺年齢という言葉を聞いたことがありますか？
自分の呼吸機能がどの程度なのか、肺の健康度を知りましょう。

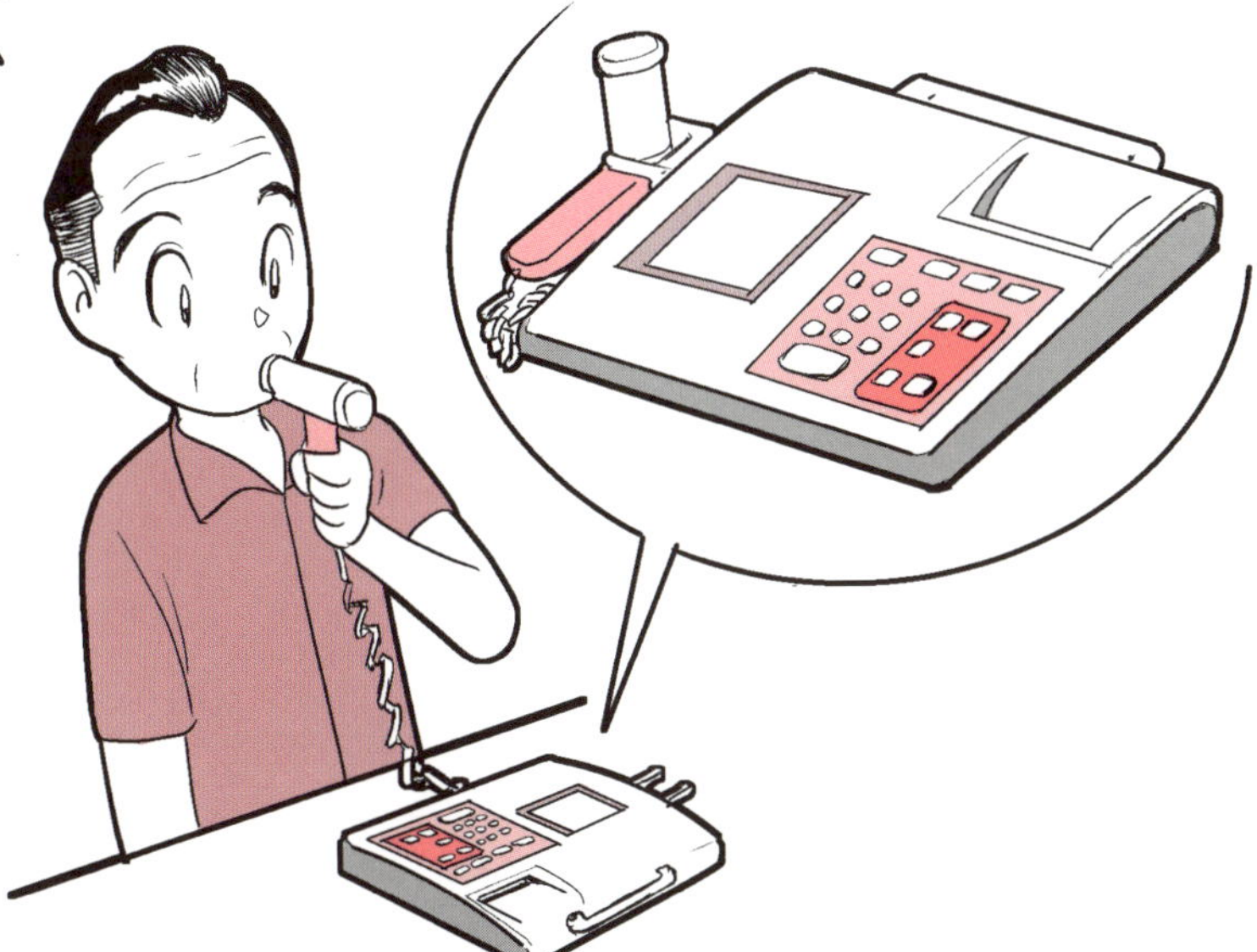

肺年齢で肺の健康状態をチェックしよう

肺年齢は、1秒間に吐くことができる息の量（1秒量）の測定値から、自分の呼吸機能がどのくらいの年齢に該当するのかを確認するための目安です。自分の呼吸機能を、年齢という指標で測り、ふだん意識しない肺の健康状態をチェックするために使います。

人間ドックや呼吸器専門病院などで肺年齢に対応した呼吸機能検査（スパイロメトリー）を受けると、肺年齢と検査結果に対するコメントが表示されます。定期的に呼吸機能検査を受けることで、見た目だけではわからない肺の機能の変化を知ることができます。実年齢よりも肺年齢のほうが低く表示されるほど、肺の健康状態がよいとされます。肺年齢が実年齢以上で「肺疾患の疑い」のある人は、専門医による精密な検査が必要となります。

肺年齢は、おもに喫煙が原因とされる肺の生活習慣病ＣＯＰＤ（Chronic Obstructive Pulmonary Disease：慢性《まんせい》閉塞性《へいそくせい》肺疾患《はいしっかん》）をはじめ、肺の健康維持、呼吸器系の病気の早期発見に役立ちます。

肺年齢を測るためには?

肺年齢を測るためには、人間ドックや呼吸器科のある専門医療機関を受診して、肺年齢対応の呼吸機能検査（スパイロメトリー）を受けましょう。

これまでの人間ドックで受診した検査結果に、１秒量（ＦＥＶ１）、努力肺活量（ＦＶＣ）の数値が記載されていれば、「肺年齢.net」サイトの「肺年齢オンライン計算機」でおおよその肺年齢を計算できます。

※肺年齢の評価は目安ですので、必ず医師の診断を受けてください。
一般社団法人日本呼吸器学会　肺年齢普及推進事務局
「肺年齢.net」 http://www.hainenrei.net

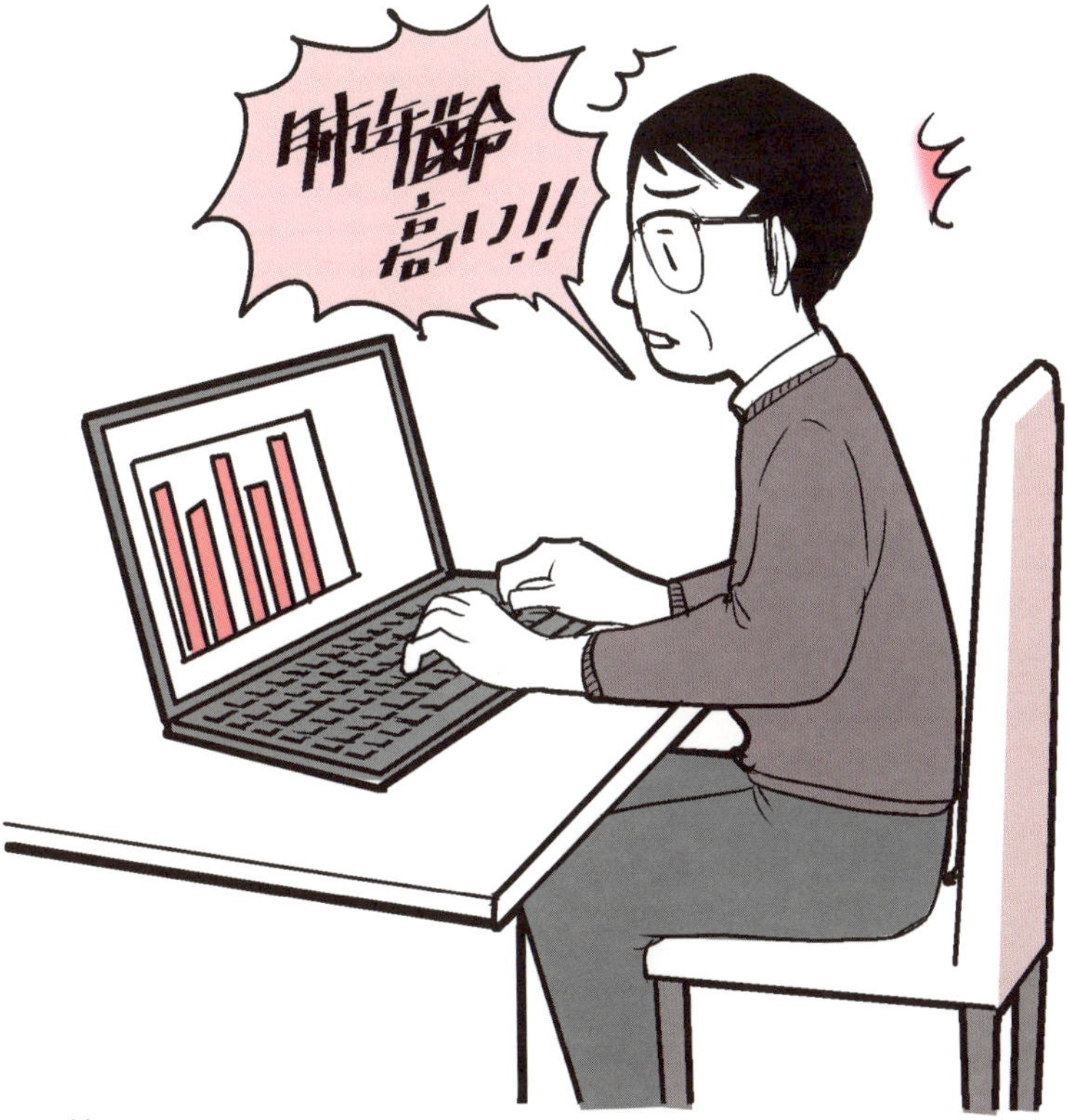

セキチェック

セキの原因チェックシート

クリニックで使用しているセキのチェックシートを次のページでご紹介いたします。長引くセキでお困りの方は、どんなタイミングでセキがでるのか、こちらのシートでチェックしてみてください。

これ以外に、

- □いつからセキやタンがではじめたのか
- □息切れ　□ノドの痛み
- □発熱　□鼻づまり
- □タンの色、形状
- □鼻汁の色、形状

などの症状の有無、そのほかに既往症、服用している薬、住居環境、ペットの有無を細かくメモしてから受診しましょう。

どのようなタイミングでセキがでますか？

		YES	NO
No. 1	**夜中に**セキがでる	□	□
No. 2	**明け方に**セキがでる	□	□
No. 3	**冷気で**セキがでる	□	□
No. 4	**会話中に**セキがでる	□	□
No. 5	**笑うと**セキがでる	□	□
No. 6	**吐くような**セキがでる	□	□
No. 7	**エアコンをつけると**セキがでる	□	□
No. 8	**電車に乗ると**セキがでる	□	□
No. 9	**香水を嗅ぐと**セキがでる	□	□
No. 10	**タバコの煙を吸うと**セキがでる	□	□
No. 11	**ラーメンを食べていると** セキがでる	□	□
No. 12	**お風呂などの湯気で**セキがでる	□	□
No. 13	過去にも同様の **「長く続くセキ」**を経験している	□	□
No. 14	セキがでないときはでないが、 **でだすと止まらない**	□	□

※上記でひとつでも当てはまれば、刺激に対して気道が
敏感になっている可能性があります。

column 1

ただのカゼは、寝て治す

カゼをひいたら、お医者さんに行って、抗生物質、解熱剤、セキ止めを処方してもらうのが、てっとりばやく治す方法だと信じている方はどのくらいいらっしゃるでしょう。「早く治すためには当然だ」と反対にお叱りを受けそうですが、これは大きな勘ちがいです。当クリニックでは、カゼの患者さんに、セキ止めや解熱剤を処方することはありません。

「CASE1 ウイルス性のカゼ」(36ページ)でご紹介したように、ほとんどのカゼは、ウイルス性のものです。ウイルス性のカゼには、抗生物質は効きません。健康な成人であれば、単なるカゼには、ノドを保湿して安静にし、休養と睡眠をたっぷりとることです。「ただのカゼは、寝て治す」これに勝る薬はありません。ただし、乳幼児や高齢者の場合は、細菌感染による肺炎を合併するなどで、重症化する場合があります。病気の原因は、呼吸器科の専門医できちんと診断してもらってください。

第1章

しっかり知ろう！ セキやタンのしくみ

なぜセキやタンがでるのでしょう？
そのしくみを知り、長引くセキやタンの原因を探りましょう。

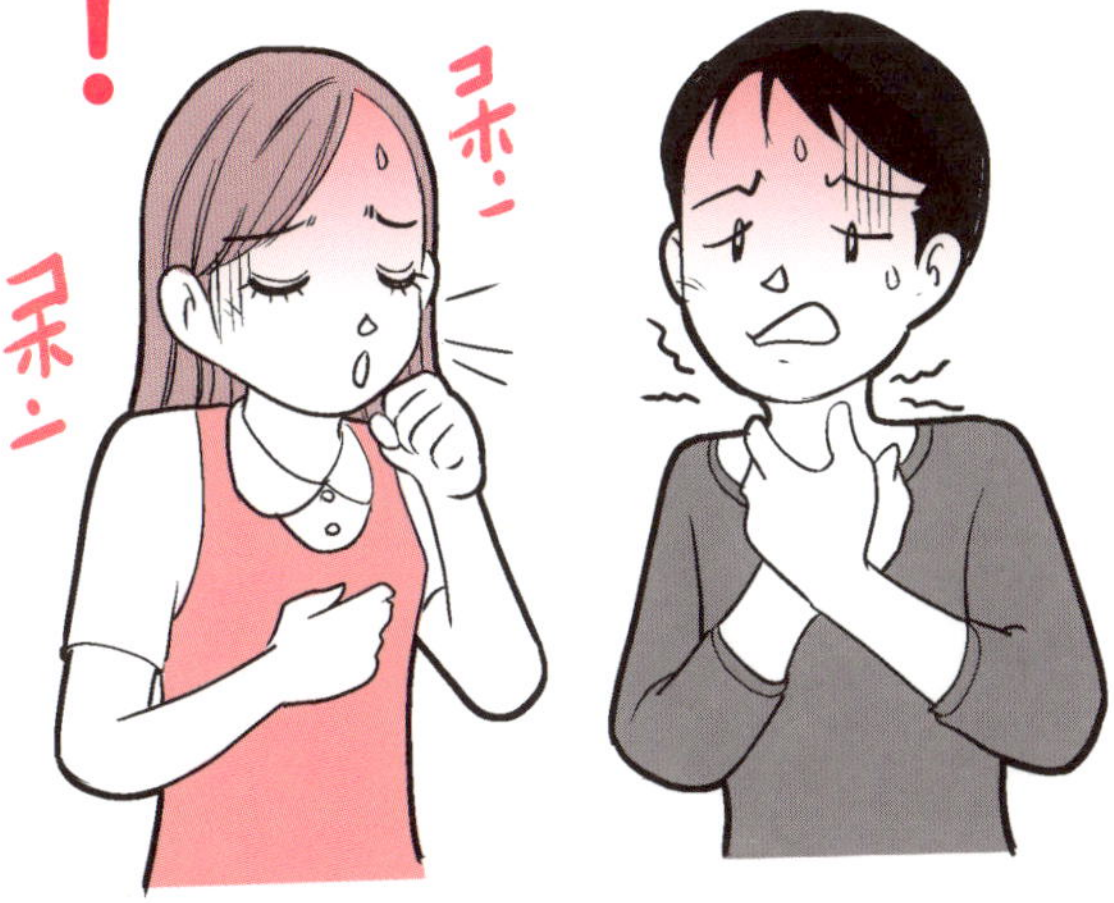

セキとタンのしくみ

セキやタンは、なぜでるのか？

セキやタンがでる原因は、気管や気管支に入ってきた異物です。鼻や口から吸い込んだ空気の中に入っていた異物をとり除いて、体外へ排出するためにセキがでます。これを咳反射《せきはんしゃ》といいます。

気管支の内側には、ブラシのような線毛《せんもう》が生えていて、粘液を口のほうに排出しています。気管支に異物が侵入すると、気管支からたくさんの粘液が分泌されて、異物をからめとり、タンとして体外へ排出します。

異物にはさまざまなものがあります。ウイルスや細菌などの異物がノドから入り込み、炎症を起こして、セキやタン、鼻汁、発熱を起こすのが、いわゆるカゼです。

ウイルスや細菌などの病原体以外にも、ホコリや粉塵《ふんじん》、ペットの毛などの異物を体外へ排出するために、セキやタンが働きます。セキやタンには、異物の侵入から体を守るための大切な役割があるのです。

セキとタンがでるしくみ

セキとタンは、気道に入った異物（ウイルス、細菌、ホコリなど）を排出するための反応

咳反射

異物の刺激を感じてセキがでる

タンの排出

異物をからめとった粘液がタンとして排出される

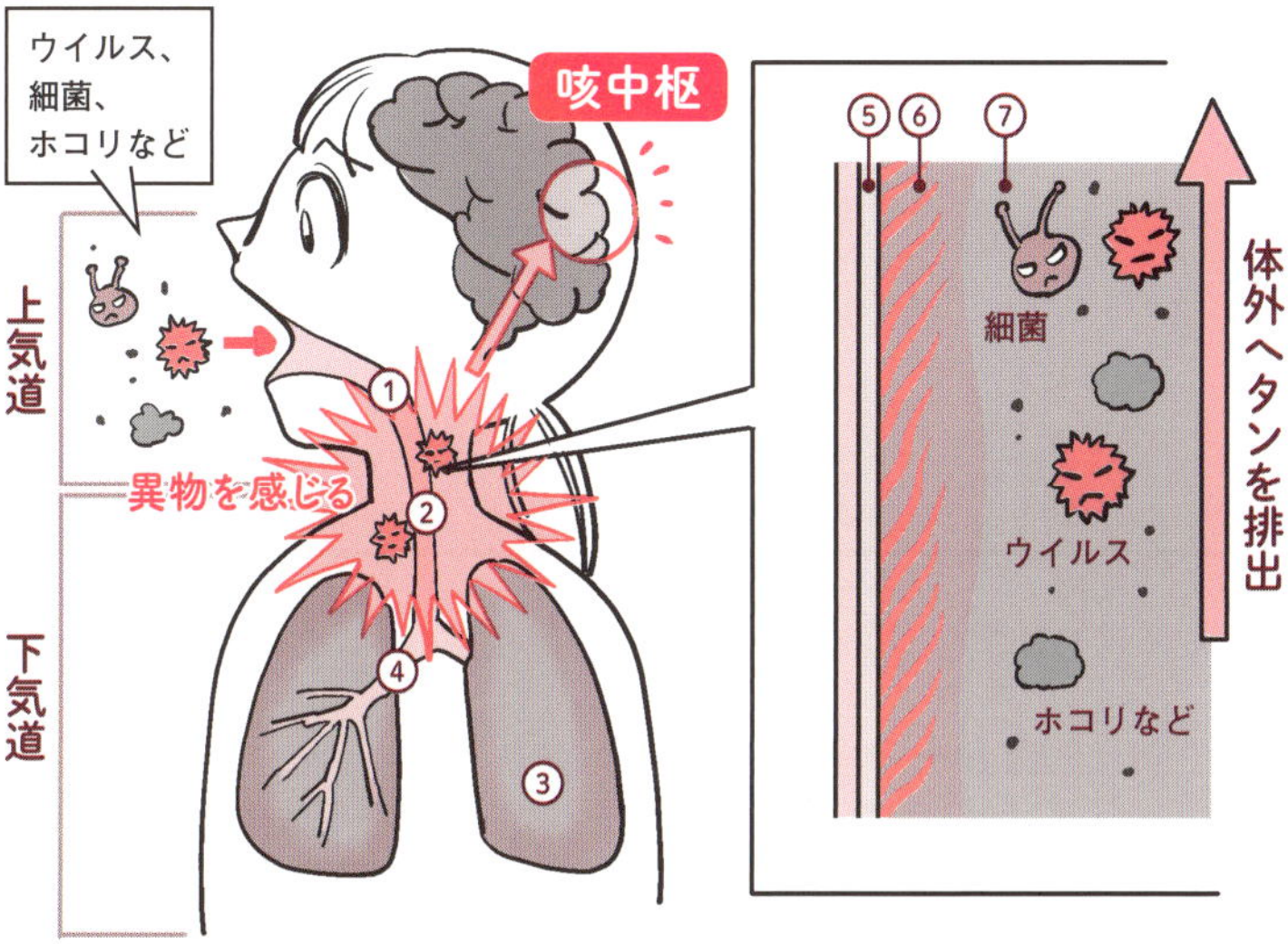

① 咽頭《いんとう》
② 気管
③ 肺
④ 気管支
⑤ 線毛細胞
⑥ 線毛
⑦ 粘液

セキの
消耗カロリー

セキはどのくらい体力を消耗するのか

セキやタンは、ウイルスや細菌などの異物から体を守る大切な役割がありますが、なんらかの理由でセキやタンが長く続くと、体力を消耗し、ほかの病気を引き起こす場合があります。

私たちは、1回のセキで約2キロカロリーのエネルギーを消耗するといわれています。カゼをひいたときには、1日に何十回となく激しいセキをします。1時間に10回のセキをするとして、そのセキが1週間続けば3千360キロカロリー、2週間続いたら6千720キロカロリー。セキやタンは自然な体の反応ですが、夜中にセキやタンがでてよく眠れず、2週間以上もの長いあいだセキやタンがとれなければ、体力を消耗してほかの病気を引き起こすかもしれません。

また、長引くセキやタンは、ただのカゼではなく、ほかの病気である可能性があります。長引くセキやタンは、呼吸器だけでなく、鼻、食道、胃などのさまざまな病気のサインでもあるのです。

セキがでやすい時間帯は?

セキがでやすい時間帯によって病気がわかる場合があります。

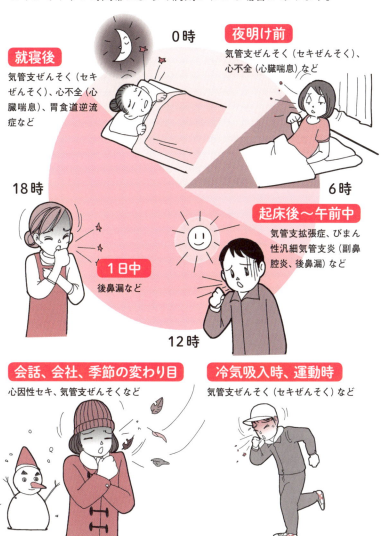

呼吸器のしくみはどうなっているのか

人間の呼吸器は、口や鼻からノドを通って吸い込んだ空気から、体内に酸素を取り入れて、細胞の代謝で生じた二酸化炭素を排出します。

呼吸するときの空気の通り道を、気道といいます。気道のうち、喉頭《こうとう》から上を上気道、喉頭より下から肺までを下気道と呼びます。上気道は、空気と一緒に食べものや飲みものも通りますが、下気道には空気しか通りません。いわゆるカゼは、医学用語では上気道炎と総称し、鼻や口、咽頭、喉頭（上気道）がカゼのウイルスによって炎症を起こした状態をさします。また、ウイルスは上気道より下（下気道）には、なかなかたどりつけません。これは、下気道へ異物を侵入させないための防御システムがしっかり働いて、私たちの体を守ってくれているのです。しかし、ときに体力がおとろえていたり、免疫が低下したりしていると、ウイルスや細菌、アレルギーの原因となるアレルゲンなどの異物が下気道にまで進んで、さまざまな呼吸器系の病気を引き起こすことがあります。

呼吸器のしくみ

口や鼻からノドを通って吸い込んだ空気から、体内に酸素をとり入れて、細胞の代謝で生じた二酸化炭素を排出する。通常は、下気道へウイルスなどの異物を侵入させないための防御システムが働く。

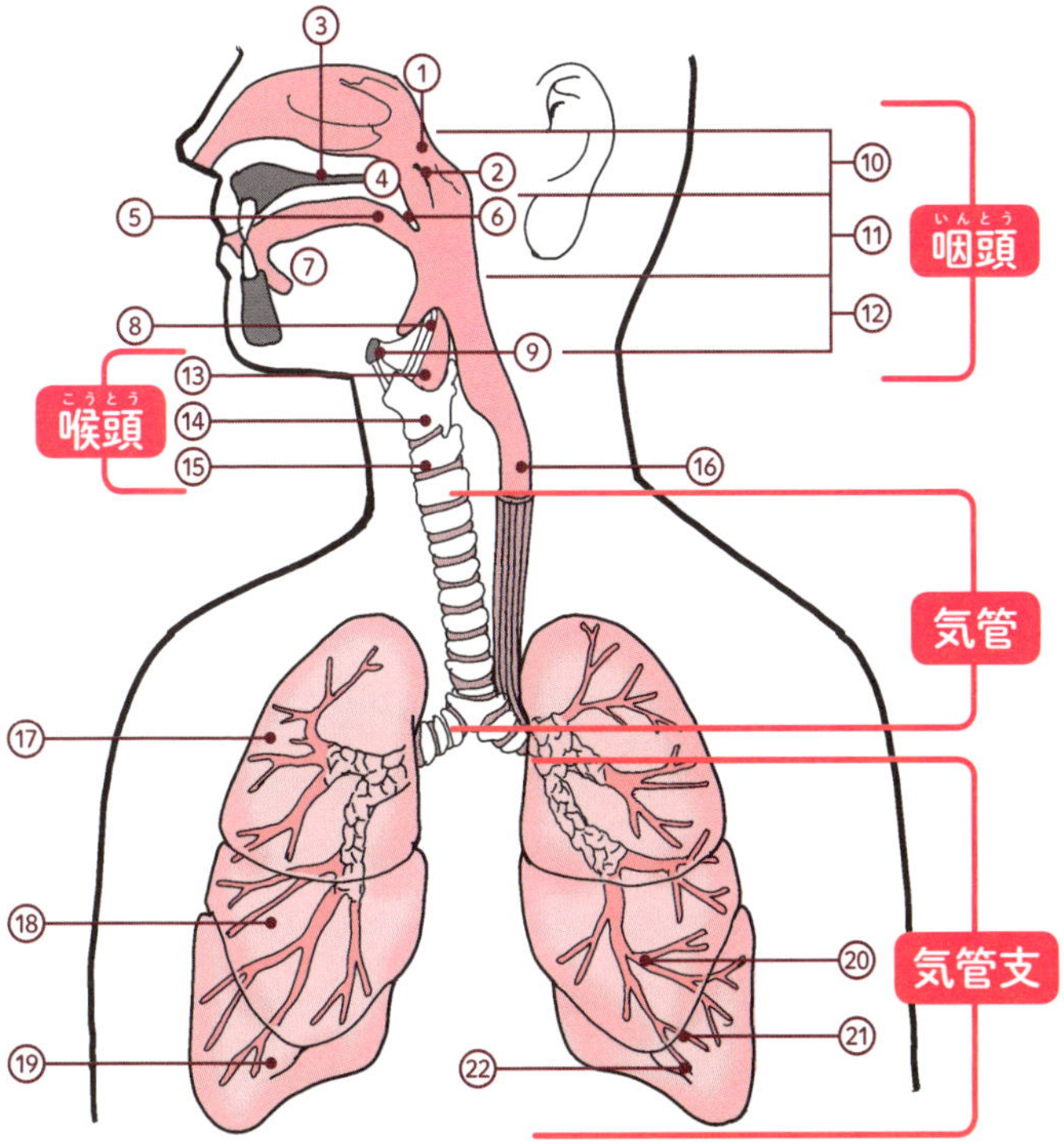

① 耳管咽頭口《じかんいんとうこう》
② 咽頭扁桃《いんとうへんとう》
③ 硬口蓋《こうこうがい》
④ 軟口蓋《なんこうがい》
⑤ 口蓋扁桃《こうがいへんとう》
⑥ 口蓋垂《こうとうすい》
⑦ 舌
⑧ 喉頭蓋《こうとうがい》
⑨ 舌骨《ぜっこつ》
⑩ 上咽頭
⑪ 中咽頭
⑫ 下咽頭
⑬ 声帯
⑭ 甲状軟骨
⑮ 輪状軟骨
⑯ 食道
⑰ 上葉
⑱ 中葉
⑲ 下葉
⑳ 細気管支
㉑ 終末細気管支《しゅうまつさいきかんし》
㉒ 呼吸細気管支《こきゅうさいきかんし》

肺のしくみはどうなっているのか

肺は、生命を維持する呼吸という大切な役目をつかさどっています。ノドから肺までの空気の通り道となる気管は、直径約2㎝〜2・5㎝、長さ約10㎝の管状の器官で、気管軟骨と筋肉で守られています。気管からふたつに枝分かれした気管支は、右肺と左肺にわかれて、肺の中でさらに分岐を繰り返して広がっています。気管支は、肺の末端に向かって伸びていき、肺の終点にあるブドウの房のように小さな袋が集まった肺胞までつながっています。肺胞は、血液に酸素を送り、血液から二酸化炭素を受けとるという、酸素と二酸化炭素の交換を行う大切なガス交換の役割を担っています。

呼吸筋が肺を拡張して、鼻や口から空気を吸い込みます。そして空気はノドから気管を通り、左右の肺へ運ばれて、肺胞まで届けられます。肺胞にいたるまでの気管や気管支は、空気中の異物をとらえて、清浄な空気だけを肺胞へ送ります。異物をとらえて体外へ排出するセキ、タン、クシャミは、肺胞に常に清浄な空気を送るための自然な反応といえます。

肺のしくみ

呼吸筋が肺を拡張して鼻や口から空気を吸い込み、空気はノドの気管を通り、左右の肺へ運ばれて、肺胞まで届けられる。

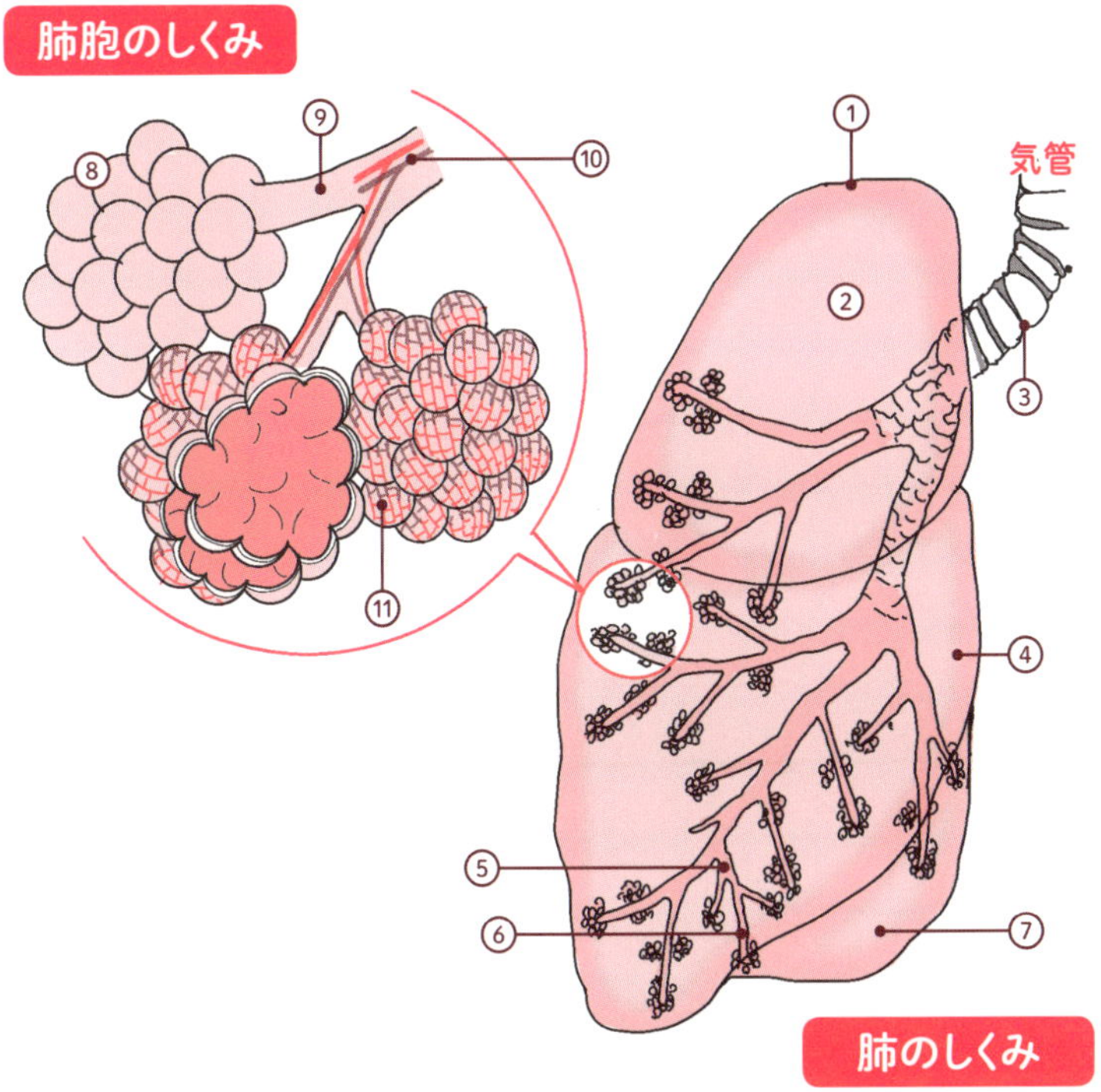

① 肺尖《はいせん》
② 上葉
③ 気管支
④ 中葉
⑤ 細気管支
⑥ 終末細気管支
⑦ 下葉
⑧ 肺胞
⑨ 肺胞管
⑩ 呼吸細気管支
⑪ 毛細血管網

肺年齢とは？
肺年齢が高いとどうなる？

序章でご紹介した肺年齢は、1秒間に吐ける息の量（1秒量）から、同性、同年代の標準の値に比べて自分の呼吸機能がどの程度なのかを確認するための目安です。1秒量は、20歳代をピークに年をとるにつれて自然と低下していきますが、喫煙によって慢性的な炎症が気管支や肺胞に起こって破壊されると、さらに肺の機能が低下していきます。特に、日本では40歳以上の約10人にひとりがかかっているといわれる肺の生活習慣病、ＣＯＰＤ（慢性閉塞《まんせいへいそく》性肺疾患《せいはいしっかん》）の早期発見と予防には、肺年齢を知る呼吸機能検査が欠かせません。

ＣＯＰＤはおもに喫煙が原因で起こる病気です。実年齢が44歳の喫煙者（1日30本程度を20年間喫煙）で肺年齢85歳という例があるほか、第2章で後述するＣＡＳＥ３（40ページ）ではヘビースモーカーの夫の受動喫煙からＣＯＰＤを発症した実年齢70代前半の女性が肺年齢95歳という例もありました。実年齢より、肺年齢が19歳以上高いとＣＯＰＤなどの呼吸器疾患の発症が高まるといわれています。肺年齢で早期発見に努めましょう。

肺年齢が19歳以上高いとCOPDなどの呼吸器疾患の危険性が高まる

肺年齢は、１秒間に吐ける息の量（１秒量）から、同性、同年代の標準の値に比べて自分の呼吸機能がどの程度なのかを確認するための目安。肺年齢の検査でCOPDなどの早期発見に努めよう！

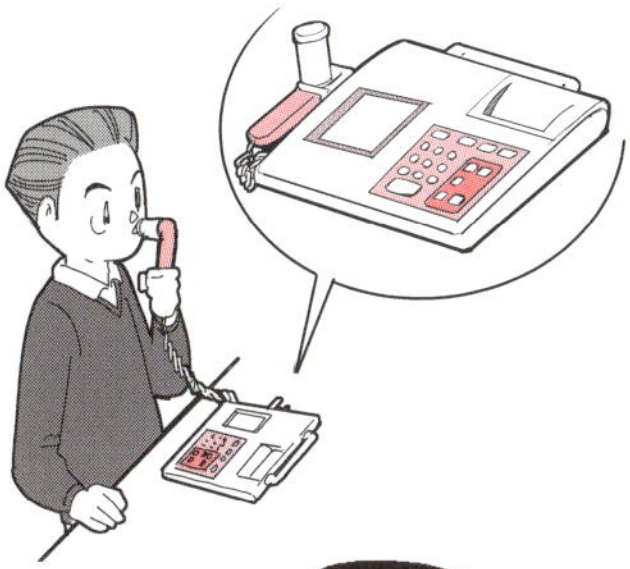

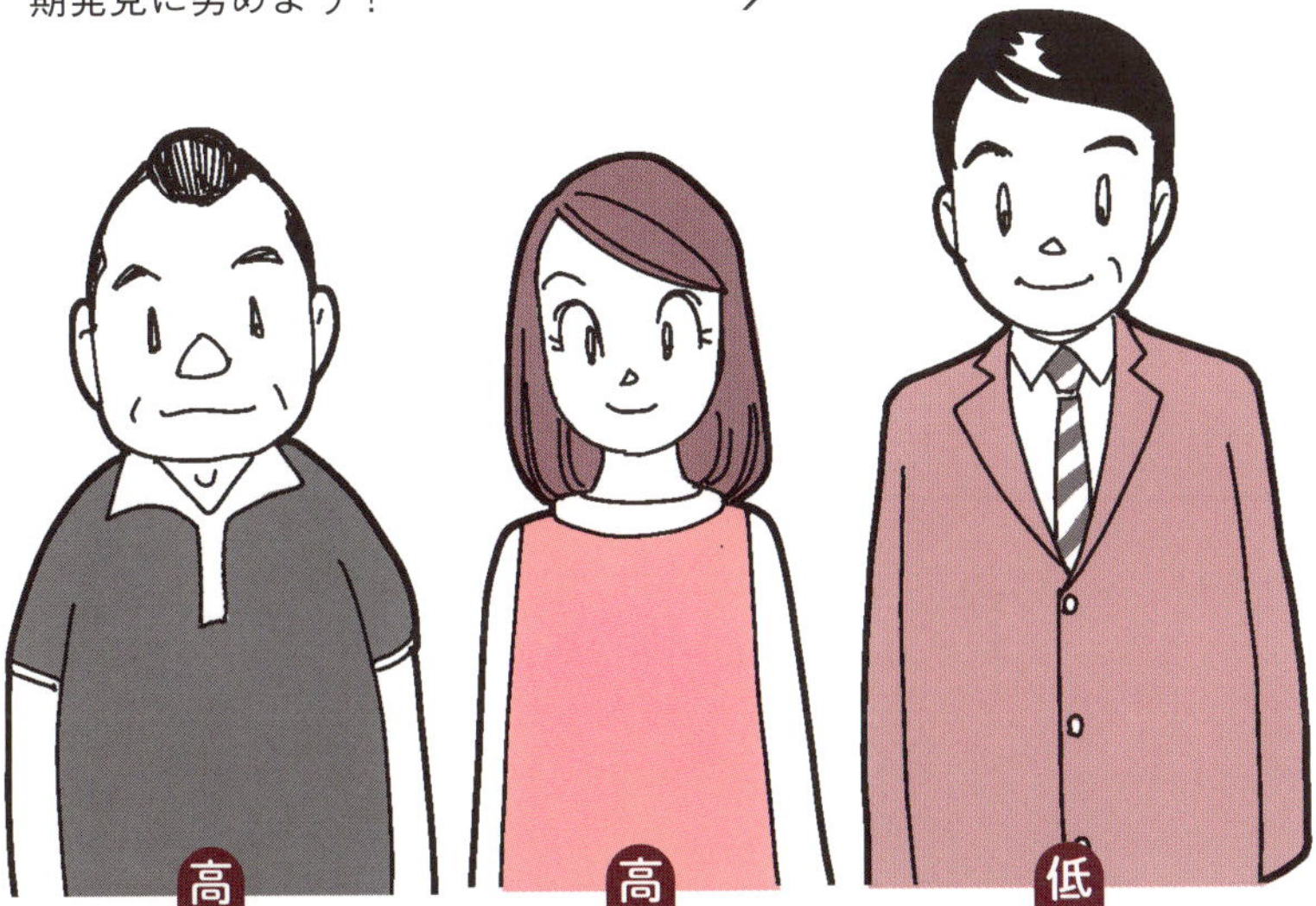

高	高	低
肺年齢：80歳	肺年齢：50歳	肺年齢：35歳
性別：男性	性別：女性	性別：男性
実年齢：50歳	実年齢：30歳	実年齢：40歳
現在禁煙中、喫煙歴30年、息切れしやすい	デスクワーク、セキぜんそくが続いている	喫煙歴なし、マラソンや運動を欠かさない

セキの
持続期間

セキの種類別の原因

セキは、カゼから肺がんにいたるまで、さまざまな呼吸器系の病気によって起こります。セキの持続期間によって、急性のセキ、遷延性《せんえんせい》のセキ、慢性のセキの3種類に分類されます。病気にかかってから3週間未満でおさまる急性のセキは、カゼやインフルエンザ、急性気管支炎などの感染症に関連する原因が多く、日本呼吸器学会の「咳嗽《がいそう》に関するガイドライン第2版」では、その持続期間と感染症が原因である割合が分析されています。ただし、肺炎や肺がんなどの重篤な病気の可能性もありますので、X線検査などで確認します。3週間以上8週間未満続く遷延性のセキは、副鼻腔気管支症候群、セキぜんそく・アトピー咳嗽、胃食道逆流症、感染後咳嗽などの病気が考えられます。8週間以上続く慢性のセキは、気管支ぜんそくやセキぜんそくなど、さまざまな病気の可能性が考えられます。遷延性のセキにせよ慢性のセキにせよ、3週間以上セキが続く場合は、呼吸器科にかかってセキの原因を特定し、適切な治療を行う必要があります。

セキの持続期間と感染症が原因である場合

セキの持続期間によって、急性のセキ、遷延性のセキ、慢性のセキの3種類に分類でき、感染症が原因であるかどうかの割合が分析できる。

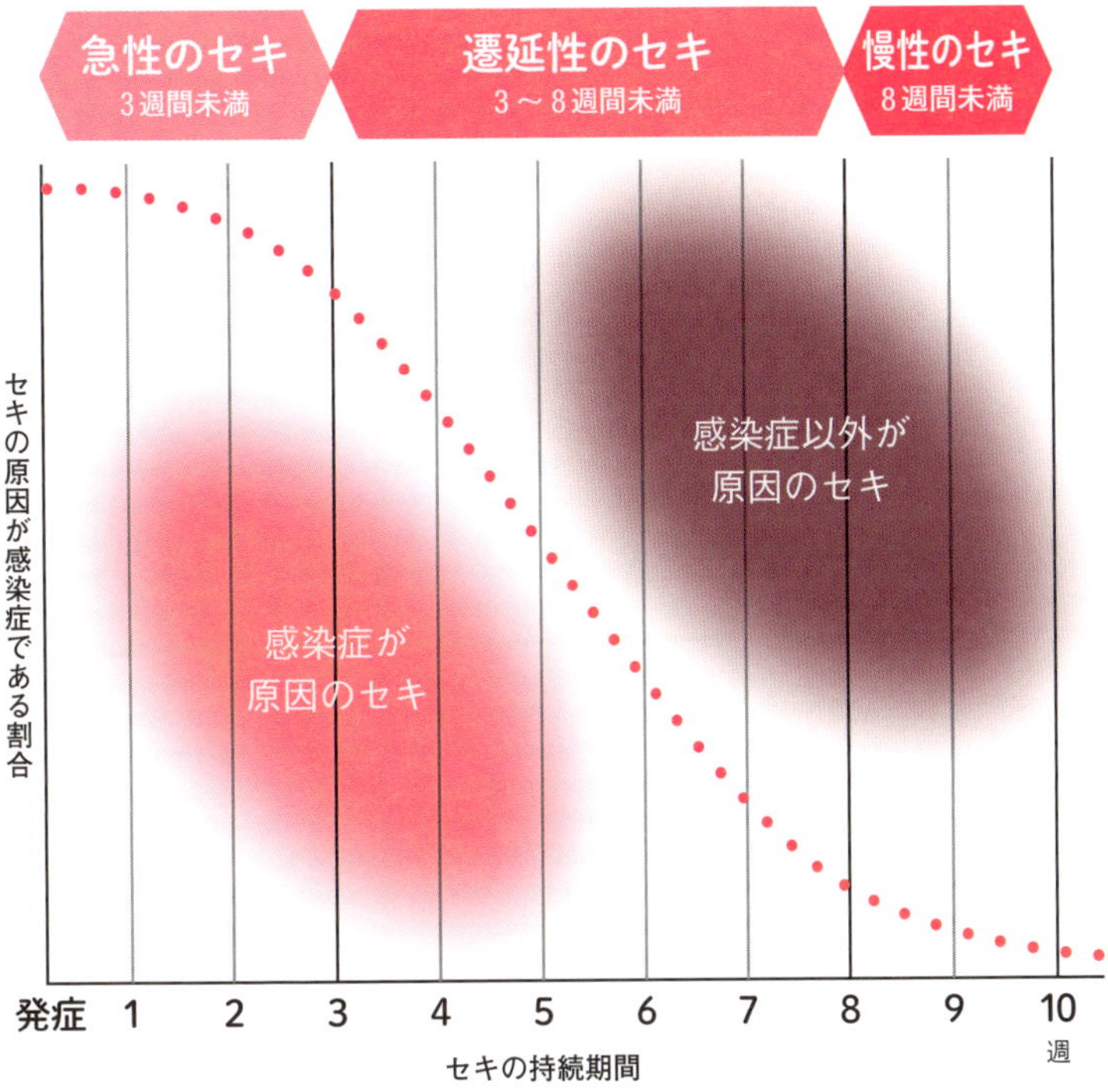

出典：日本呼吸器学会「咳嗽に関するガイドライン第2版」

タンの種類別の原因

タンは、体内に侵入した異物をからめとって排出するものです。タンの状態や色からだけでは病気の原因を判断できませんが、特徴的なタンがでたりからんだりする場合には、特定の病気を疑うためのひとつの指針にすることがあります。

膿性《のうせい》のタンは、細菌と白血球と粘液の混ざったものです。膿性の緑色のタンやさび色のタンは、びまん性汎細気管支炎、気管支拡張症、肺炎球菌性肺炎、肺膿瘍《はいのうよう》、肺化膿症などを疑います。

注意したほうがいいのは、タンに血液が混じっている血痰《けったん》です。セキとともに血痰がでた場合は、肺がんや肺結核などを疑います。血痰はタンに血液が混じっている状態ですが、喀《かっ》血《けつ》は、気管や肺から出血した血液そのものをセキと一緒に吐く状態をいいます。喀血の原因には、気管支拡張症、肺胞出血や気管大動脈瘻《きかんだいどうみゃくろう》などが考えられます。喀血は、気道内で血が固まって窒息する可能性もあるので、ただちに病院を受診してください。

タンの種類と、そこから考えられる病気

タンの状態や色からだけでは病気の原因は特定できないが、特徴的なタンの場合は、特定の病気を疑うための指針にすることがある。

タンの性質、状態		タンの色	考えられる病気
膿性《のうせい》	細菌と白血球と粘液の混ざったもの	黄色 緑色 さび色	肺炎 びまん性汎細気管支炎 気管支拡張症 肺炎球菌性肺炎 肺化膿症
粘液性	粘り気のあるもの	透明〜白色	非細菌性感染症 COPD（慢性閉塞性肺疾患）
泡沫性	泡状のもの	ピンク色	肺水腫《はいすいしゅ》
漿液性《しょうえきせい》	粘り気がなく透明のもの	茶色 暗赤色	肺胞上皮がん 気管支ぜんそく
血痰《けったん》	タンに血液が混ざっているもの	茶色 暗赤色	肺がん 気管支拡張症 肺結核症 肺真菌症《はいしんきんしょう》 肺梗塞
喀血《かっけつ》	肺または気管支からの出血	赤色	肺胞出血 気管支拡張症 気管大動脈瘻《きかんだいどうみゃくろう》 肺結核症 肺真菌症

医療機関にかかるには?
長引くセキは呼吸器科の専門病院へ

セキやタンが長引くと、まず近隣の内科を受診されると思います。

一般クリニックでも大学病院でも、呼吸器科専門医は少ないのが現状です。呼吸器科の専門医は、消化器科や循環器科の3分の1から2分の1程度の数しかいません。

私のクリニックでは、「呼吸器科、アレルギー科、内科」を診療科目として掲げています。長引くセキや呼吸器症状に困って、インターネットで調べて当院を知り、遠方からわざわざ来院する患者さんもいらっしゃいます。呼吸器症状の患者さんが増えている一方で、近隣に呼吸器の専門病院がなくて困っている患者さんが多いようです。患者さんからは、呼吸器が専門ではない医療機関を受診して適切な診断や治療を受けられず、症状が改善しないためにドクターショッピングを繰り返したというお話をうかがいます。一般社団法人日本呼吸器学会では、呼吸器疾患を専門とする呼吸器科専門医の認定を行っており、認定専門医と認定施設一覧をサイトから検索できます。呼吸器科専門医探しの参考にしてください。

一般社団法人日本呼吸器学会　http://www.jrs.or.jp/

呼吸器科の専門医で行われる代表的な検査

呼吸器科には、呼吸器疾患を検査する専用の検査機器が用意されています。これら以外に、X線検査、CTで、肺がんや肺炎の検査も行います。

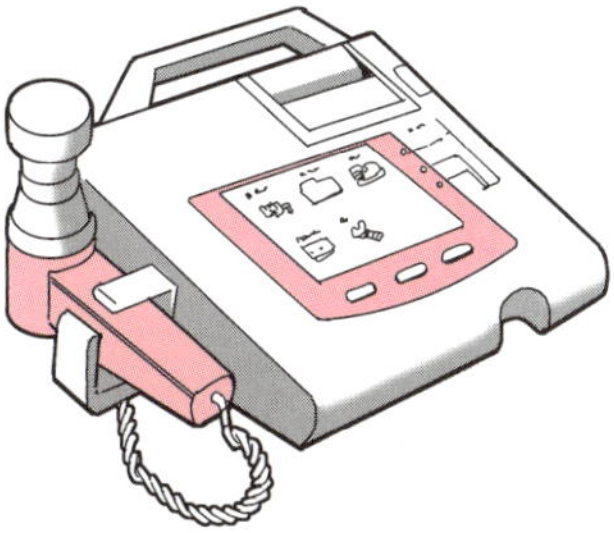

肺機能検査

検査時間約5分

肺活量、1秒量、肺年齢を測定する。

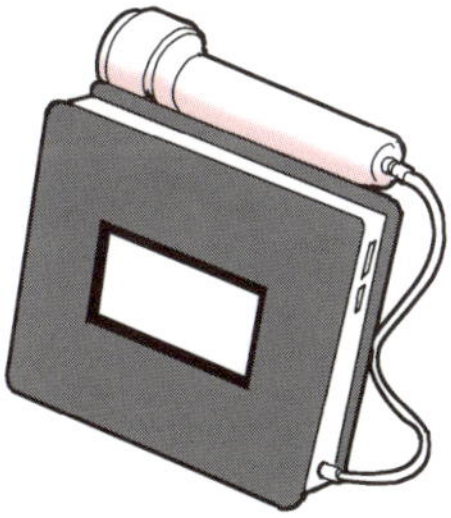

呼気中一酸化窒素濃度測定装置(FeNO)

検査時間約10分

吐いた息に含まれる一酸化窒素(NO)の濃度を測定して気道の炎症状態を評価する、ぜんそくの診断方法。日本人の成人健常者を対象に測定されたFeNOの正常上限値は36.8ppb。それ以上の数値だと、ぜんそくの可能性が高いと診断される。

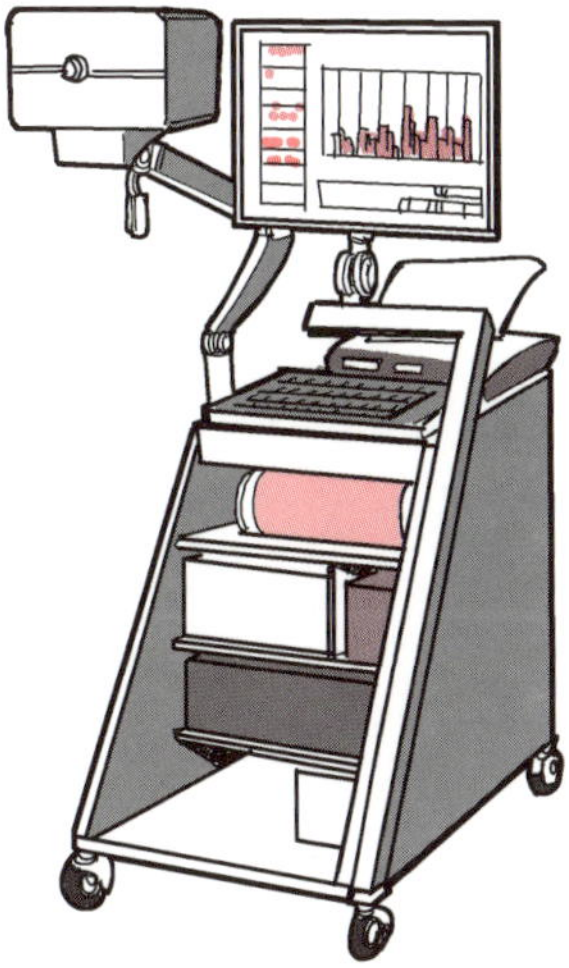

呼吸抵抗測定装置(モストグラフ)

検査時間約40秒

軽い呼吸をするだけで肺の状態を検査できる。カラーグラフィックで、気道の状態を表示。赤く高い山状の波が多いほど、気道が狭く抵抗が大きいことを示す。

column 2

カゼの都市伝説、カゼの新常識

民間療法的なカゼのアドバイスは、「ニンニクをたっぷりとる」「汗をかいて熱をさげる」や、「首にネギを巻いて寝る」などの驚くようなものがあります。

カゼに関する民間療法にはエビデンス（医学的根拠）のないものが多く、たとえば厚着して汗をかいても、カゼのウイルスは死滅しません。厚着で大量の汗をかいたために脱水症状を起こし、カゼが長期化する可能性があります。風呂は、微熱程度なら湯冷めの心配のない家庭風呂であれば問題ありません。

医学的には、カゼには、ノドの線毛を活発にするための乾燥防止策（ノド飴、うがい、加湿器）、睡眠と休養が有効です。

最近の研究では、カゼのひきはじめに軽度の運動をすると、体の免疫作用があがることがわかっています。私も、カゼの初期には20分のウオーキングか、軽く5分ほど水泳すると決めています。カゼに対する常識も、時代とともに変わっています。

第2章

医者が気になるセキとは？長引くセキは要注意!!

あまり心配しなくていいセキから、呼吸器科できちんと検査するべき長引くセキまで、これまでの診察であった代表的な症例をご紹介します。

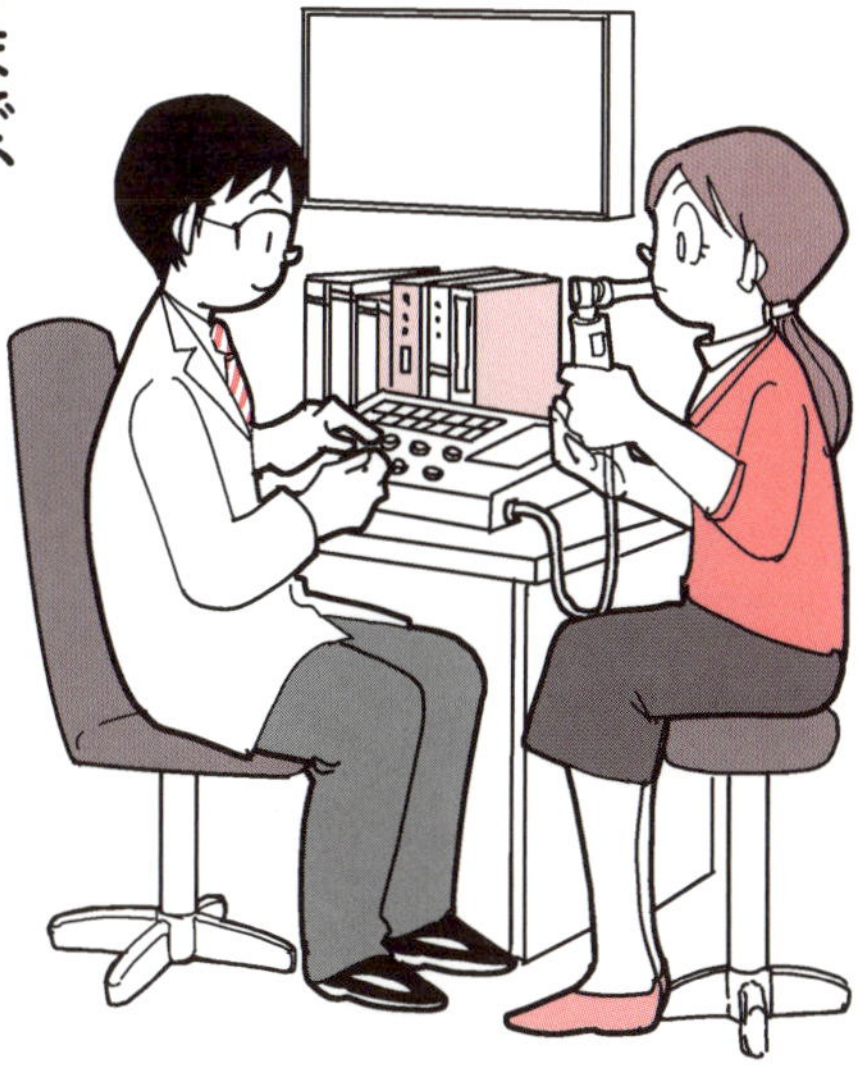

放置していても治るセキと検査が必要なセキの見分け方

クリニックには、セキで悩むさまざまな症状の患者さんが来院されます。ただし、いわゆる一般的なカゼであるウイルス性のカゼの症状には、抗菌薬（抗生物質）は役立ちません。また、セキやタン、発熱は、体内に侵入したウイルスやホコリを体外に排出しようとする防御反応なので、無理に薬でセキや熱を抑えると、カゼが悪化する可能性もあります。ただのカゼには、安静、休養、睡眠が重要です。

放置していても治るカゼがある一方で、セキやタンの症状にはさまざまな病気の可能性も含まれています。呼吸器の専門医や専門病院では、問診と診察、検査で呼吸器系の病気の可能性を検討し、病気の原因と治療方法を探ります。患者さんの中には、何カ所もの内科や耳鼻科に行っても長引くセキの症状がよくならず、当院で重篤な病気がわかった方もいらっしゃいます。36ページから紹介する代表的な呼吸器の病気12例から、呼吸器の専門医で適切な治療を受けるための参考にしてください。

呼吸器専門医、専門病院で行う呼吸器検査装置

呼吸器の専門医や専門病院には、呼吸器系の病気を検討するためのいろいろな検査装置があります。

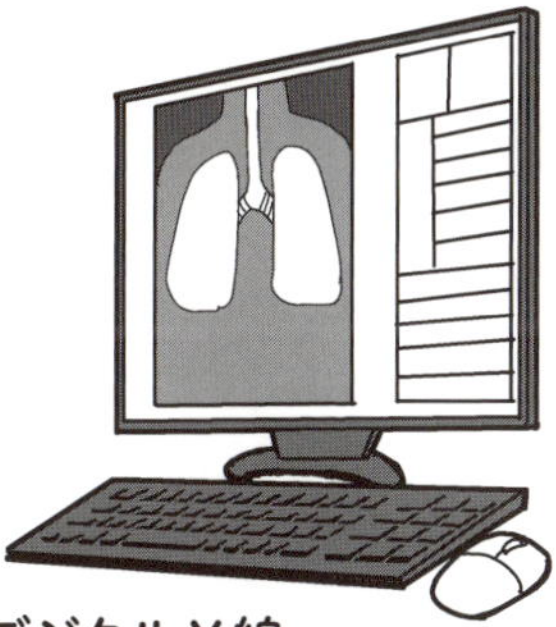

デジタルX線画像診断システム

デジタルX線画像診断システムにより、レントゲン撮影の1秒後には診察室で診断が可能

X線撮影装置

胸部レントゲン検査で、肺炎、肺がん、結核などを検査

肺機能検査装置（スパイロメーター）

肺活量、肺機能、肺年齢の検査により、気管支ぜんそくやCOPD、間質性肺炎の診断を行う

インフルエンザ迅速検査装置

インフルエンザの早期発見

呼吸中一酸化窒素濃度測定装置（FeNO）

セキぜんそく、ぜんそくの判断

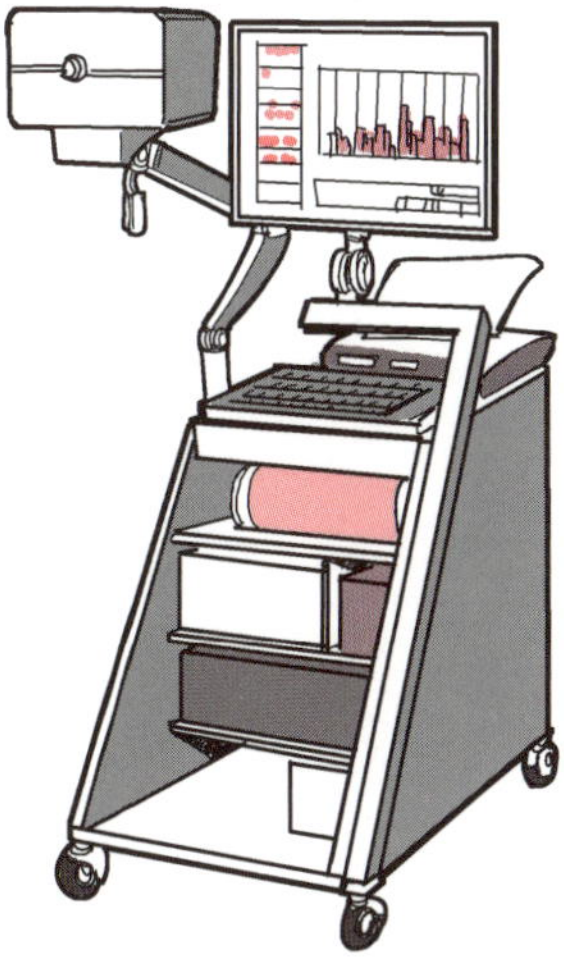

呼吸抵抗測定装置（モストグラフ）

COPD、ぜんそくの診断

CASE1 ウイルス性のカゼ
前日からセキがつらい

30歳前半、会社員女性。前日からノドが痛くセキが続くため、受診されました。セキは軽度ながら断続的にでるため、仕事に集中できず、週末旅行へ行くために毎日残業が続いているので、抗菌薬（抗生物質）とカゼ薬、セキ止めを処方してもらって早く治したいとのこと。いつもカゼをひくとノドが赤くなり、扁桃腺《へんとうせん》が腫れてしまうそうですが、鼻汁やタンは透明です。診察で、ノドの赤みや扁桃腺の腫れを確認。聴診では異常がありません。

カゼの8割〜9割はウイルス性で、1割〜2割が細菌性です。細菌性のカゼなら抗菌薬（抗生物質）が効きますが、200種類あるカゼのウイルスに対する抗ウイルス薬は存在しません。細菌性のカゼの特徴は、38℃以上の高熱がでたり、鼻汁やタンが黄色や緑色になることです。今回はウイルス性のカゼ＝上気道炎と診断。ウイルス性のカゼに抗菌薬（抗生物質）を処方しても意味がありません。ウイルスを排出するためのセキなので、セキ止めは不要。睡眠をとって治すしかないことをお話しして、処方薬なしでお帰りいただきました。

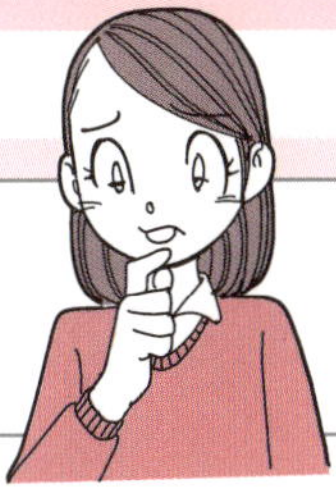

患者情報	30代前半女性 職　業：会社員（デスクワーク） 喫煙歴：なし 既往症：なし
病名	ウイルス性のカゼ（上気道炎）
症状	軽度の連続するセキ、ノドの痛み、扁桃腺の腫れ、鼻汁やタンの色は透明
治療方法	ウイルス性のカゼのため処方薬なし

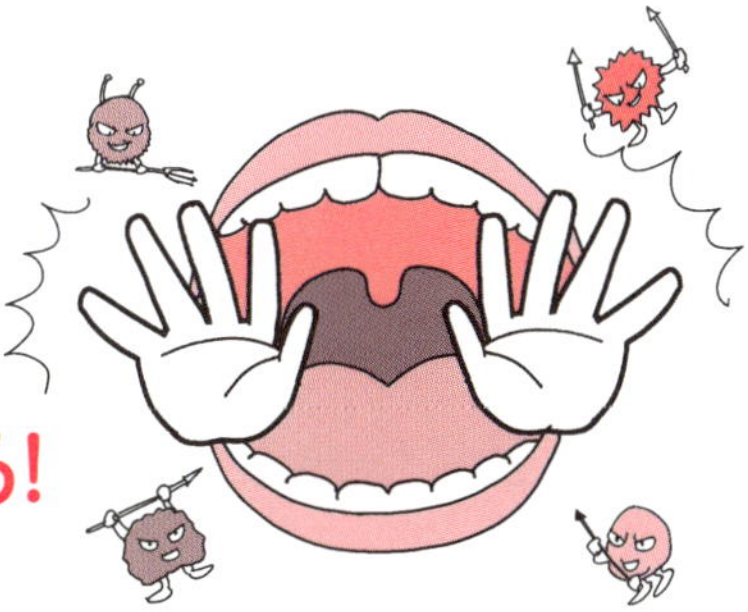

ノドが弱くてよく扁桃腺が腫れる！の勘ちがい

患者さんは、「ノドが弱いので、いつもカゼをひくとノドが赤くなり扁桃腺が腫れる」と説明されていましたが、これは勘ちがいです。リンパ組織である扁桃腺には、ウイルスや細菌が体内へ侵入するのを防ぐ役割があります。扁桃腺がウイルスや細菌をつかまえると炎症を起こして腫れてきます。若くて免疫が高いから扁桃腺が活発に活動してウイルスや細菌と戦ってくれているのです。だから実はノドが弱いのではなく、ノドが強いといえます。ただし細菌性の急性喉頭蓋炎の場合は、声が出ない、飲食物がノドを通らないという重篤な症状がでて、窒息の危険もありますので、早めに耳鼻科で診察を受けてください。

CASE2 ウイルス性のカゼ だるさ、関節痛、微熱、セキ

20代後半の会社員男性が、前日からの倦怠感、関節痛、37℃の微熱、軽度のセキの症状で受診されました。鼻汁やタンは透明です。診察ではノドが赤くなっており、聴診では異常なし。一般的なウイルス性のカゼ、急性上気道炎によるセキと診断しました。

倦怠感、悪寒、関節痛などの症状はウイルス感染の特徴ですが、インフルエンザを忘れてはいけません。インフルエンザは急激な高熱が典型ですが、ワクチンを接種していて微熱程度で軽症の方がいらっしゃいます。インフルエンザの可能性も考慮する必要があります。従来のインフルエンザ検査キットは発症してから最低12時間程度たたないと診断ができませんでしたが、最近は技術の進歩で発症6時間後でも80％の診断が可能になりました。検査をするとこの患者さんは陰性でした。インフルエンザ以外のウイルス感染によるカゼには、抗菌薬（抗生物質）もセキ止めも役立ちませんので、医療機関を受診しても意味がありません。

CASE1の患者さんと同様に処方薬はなしで、睡眠と休養をとるようにお話しました。

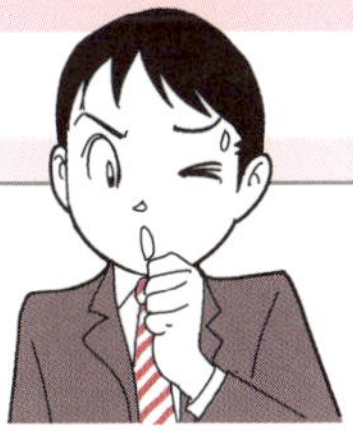

患者情報	20代後半男性 職　業：会社員（デスクワーク） 喫煙歴：なし 既往症：なし
病名	ウイルス性のカゼ（急性上気道炎）によるセキ
症状	倦怠感、関節痛、37℃の微熱、軽度のセキ、鼻汁やタンは透明、ノドの赤さ、聴診異常なし
検査	インフルエンザ検査（異常なし）
治療方法	ウイルス性のカゼのため処方薬なし

インフルエンザには、抗インフルエンザ薬の投与で対応

インフルエンザウイルスによる急性熱性感染症。A、B、Cの３型のウイルスのほか、変化した新しいインフルエンザウイルスが発生することもある。インフルエンザ感染症には、抗インフルエンザ薬があるが、発症後48時間以内に使用しなければ効果が見込めない。インフルエンザ迅速診断キットにより短時間で手軽に診断が可能となっているが、発症後６～12時間経過しないと、インフルエンザでも陰性と判断されてしまう。医療機関を受診するタイミングが重要。

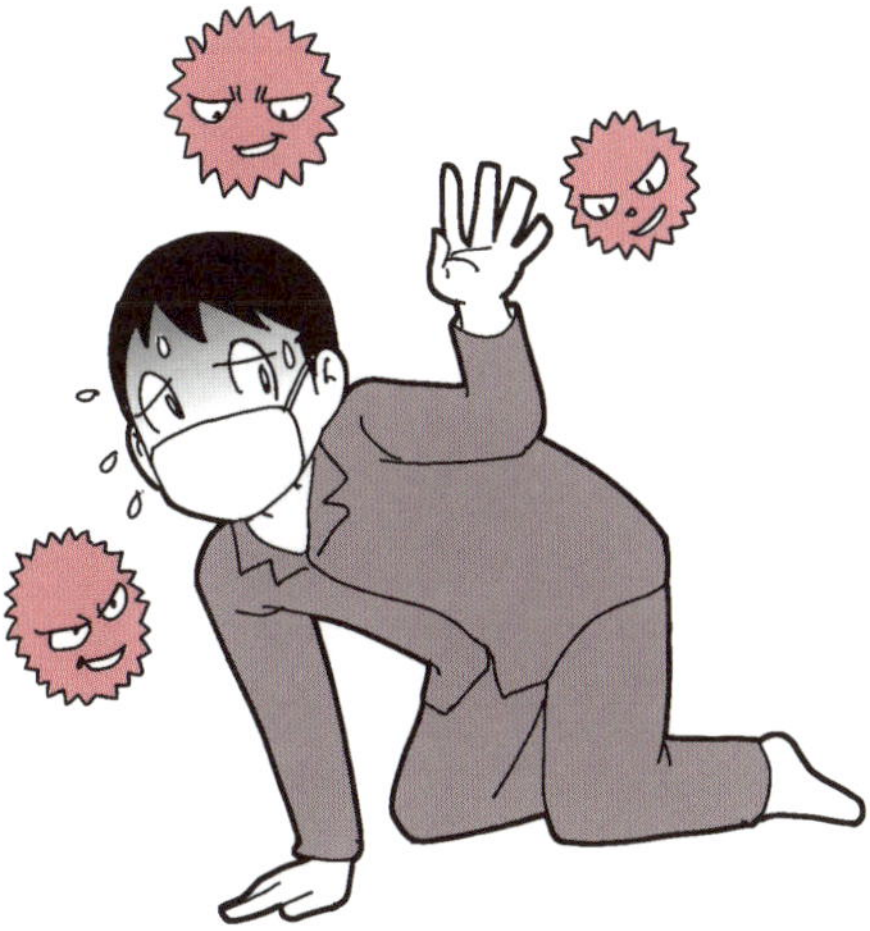

CASE3 COPD（慢性閉塞性肺疾患）
家族の喫煙が受動喫煙を引き起こす

70代前半の主婦が、3カ月前から階段をあがるときの息切れ、軽度のセキと白いタンの症状で受診。胸部レントゲン検査では喫煙者のように肺の血管が乱れており、胸部ＣＴ検査では肺気腫を認めました。肺機能検査では、閉塞性換気障害を認め、肺年齢は95歳。呼気中一酸化窒素濃度（ＦｅＮＯ）は15ｐｐｂと正常で、呼吸抵抗測定装置（モストグラフ）では気道閉塞がわかりました。

呼吸機能と胸部ＣＴ検査の結果からＣＯＰＤ（慢性閉塞性肺疾患《まんせいへいそくせいはいしっかん》）と診断。患者さんご本人には喫煙歴はなく、家も住宅街にありＰＭ２・５による大気汚染の可能性もありません。しかし夫が1日30本のヘビースモーカーで、「受動喫煙により発症したＣＯＰＤ」と診断しました。夫の禁煙を説得し、患者さんには吸入薬を処方。妻のみならず、長女も小児ぜんそくから成人ぜんそくに移行して治療中だったことがわかりました。その後、受動喫煙の影響を調べた長女は、父親が禁煙できるまで孫には会わせなかったと聞いています。

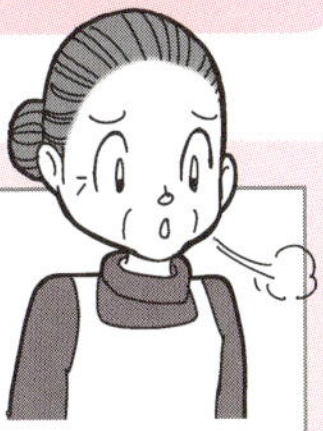

患者情報	70代前半女性 職　業：主婦 喫煙歴：なし 既往歴：脂質異常症で内服治療中
病名	受動喫煙により発症したＣＯＰＤ（慢性閉塞性肺疾患）
症状	階段をあがるときの息切れ、 軽度のセキ、白いタン
原因	１日30本の煙草を吸うヘビースモーカーの夫による受動喫煙
検査	レントゲン：肺の血管の乱れ／胸部ＣＴ検査：肺気腫／肺機能検査：閉塞性換気障害／肺年齢：95歳／呼気中一酸化窒素濃度（FeNO）：15 ppb（正常）／呼吸抵抗測定装置（モストグラフ）：気道閉塞
治療方法	患者さんには長時間作用性抗コリン薬の吸入と長時間作用性β2刺激薬の吸入を処方。肺機能低下がもとに戻ることはないが、重症化させないように治療で症状を管理することは可能。夫の禁煙を説得

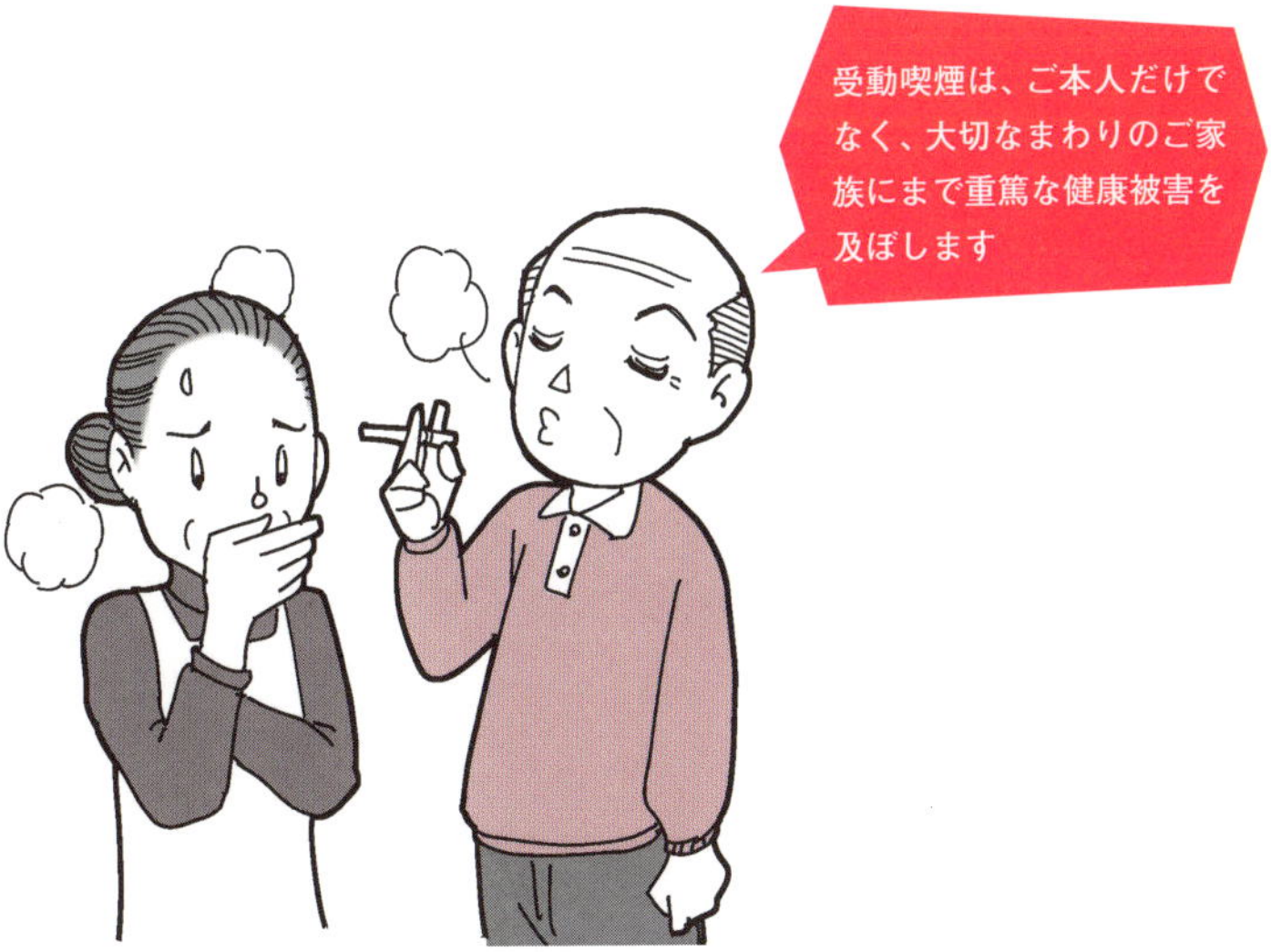
受動喫煙は、ご本人だけでなく、大切なまわりのご家族にまで重篤な健康被害を及ぼします

CASE4 心因性セキ 6カ月続く原因不明のセキ

40代後半の会社員女性の患者さんは、6カ月続くセキで当院を受診されました。それまでに、内科3カ所、耳鼻科1カ所の合計4カ所の病院を受診。内科では、ぜんそくの疑いから吸入ステロイド薬、マイコプラズマ感染症や百日咳の疑いから抗菌薬（抗生物質）を処方、耳鼻科では副鼻腔炎の疑いで抗菌薬（抗生物質）を処方されましたが、すべて効き目がありませんでした。当院での検査では、肺機能検査、レントゲン、呼気中一酸化窒素濃度（FeNO）、呼吸抵抗測定装置（モストグラフ）のすべてが正常でした。問診時にセキは認められず、お話をうかがうと、自宅、週末のお休み、夏期休暇中にはセキはでないが、会社で仕事中にセキ込むそうです。会社でだけセキがでる場合は、チリやカビで汚いオフィス環境、声を駆使する業務、会社のストレスなど、いくつかの原因が考えられます。しかし、環境や業務には問題なく、人間関係のストレスが大きいとのことでした。ストレス性のセキであることを自覚し、職場の配置転換をしていただいたところ、完全にセキがなくなりました。

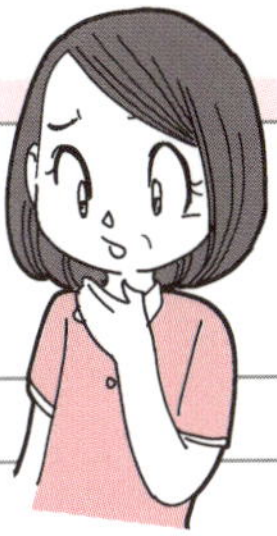

患者情報	40代後半女性 職　業：会社（デスクワーク） 喫煙歴：なし 既往症：花粉症
病名	心因性セキ
症状	会社の人間関係によるストレス性のセキ
検査	肺機能検査：正常（肺年齢35歳）／レントゲン検査：正常／呼気中一酸化窒素濃度（FeNO）：正常（18ppb）／呼吸抵抗測定装置（モストグラフ）：正常
治療方法	ストレス性のセキであることの自覚。職場の配置転換によって完全にセキがでなくなった

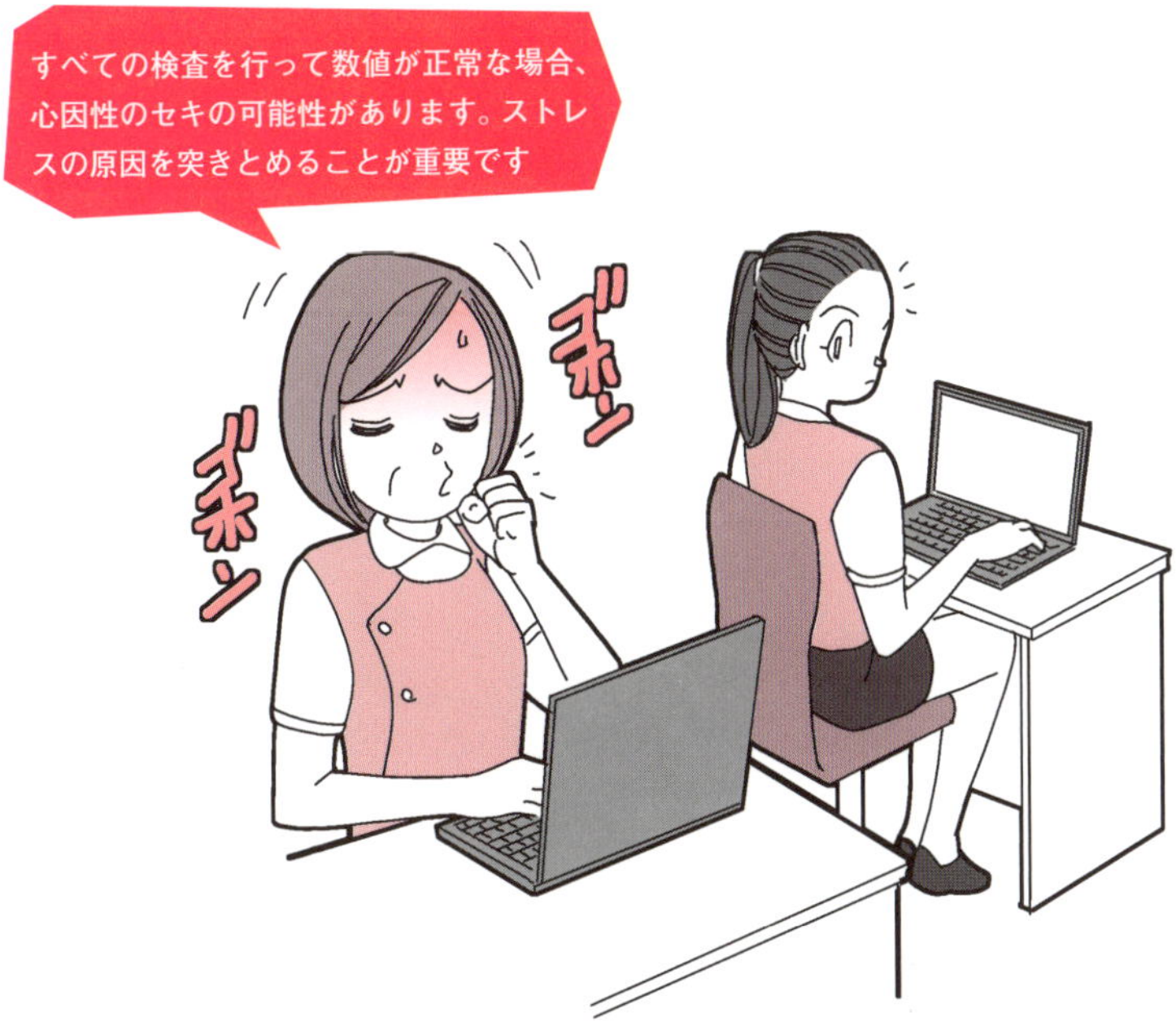
すべての検査を行って数値が正常な場合、心因性のセキの可能性があります。ストレスの原因を突きとめることが重要です
ゴホン
ゴホン

CASE5 気管支ぜんそく 乾いたセキが止まらない

40代後半の女性が、2カ月続くセキと喘鳴《ぜんめい》の症状で受診。既往歴はアレルギー性鼻炎、ペットの犬を飼育されています。昼は軽度なセキと喘鳴ですが、夜間に悪化して眠れなくなります。近所の内科では昼の受診で聴診は正常だったため、カゼと診断されてカゼ薬を処方されていました。当クリニック受診時も日中でしたが、思いきり吐く強制呼気の聴診でぜんそく特有の狭窄音を聴取しました。肺機能検査では閉塞性換気障害と末梢気道閉塞があり、肺年齢は74歳。呼気中一酸化窒素濃度（ＦｅＮＯ）は55ｐｐｂと高値。モストグラフで気道抵抗を認め、気管支ぜんそくと診断しました。血液検査では、好酸球とＩｇＥでハウスダスト、ダニ、イヌで陽性反応がでました。吸入薬を開始してやや改善するものの、やはりセキと喘鳴で眠れないため、飼い犬を寝室から離してリビングに犬用ベッドを用意。その後、夜間のセキと喘鳴が改善し、肺年齢も50歳になりました。ぜんそく患者さんにはペット飼育は基本ＮＧです。しかし、ペットと寝室を別にするだけでも効果があります。

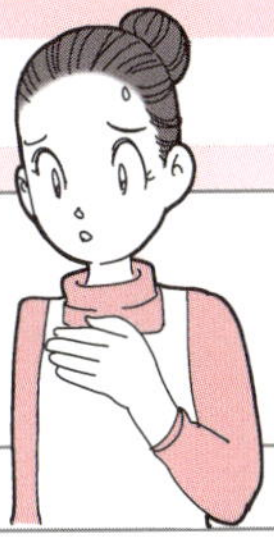

患者情報	40代後半の女性 職　業：主婦 既往歴：アレルギー性鼻炎 ペットの犬を飼育
病名	気管支ぜんそく
症状	2カ月続くセキと喘鳴の症状、昼は軽度なセキと喘鳴、夜は眠れないほど悪化する
原因	ハウスダスト、ダニ、犬で陽性反応
検査	聴診：強制呼気でぜんそく特有の狭窄音を聴取／肺機能検査：閉塞性換気障害と末梢気道閉塞／肺年齢74歳／呼気中一酸化窒素濃度(FeNO)：55ppb(高値)／呼吸抵抗測定装置(モストグラフ)：気道抵抗あり／血液検査：好酸球とIgE抗体でハウスダスト、ダニ、イヌに陽性反応
治療方法	吸入ステロイド薬と長時間作用性β2刺激薬の配合剤の吸入を開始し、やや改善。飼い犬を寝室から離すと、夜間のセキと喘鳴が改善。肺年齢：50歳まで改善、FeNO：24ppbに改善

アレルギー性気管支ぜんそく

身の回りからアレルゲン（アレルギー反応をおこさせる物質）をとり除くことが必須ですが、この患者さんのように家族同然のペットがアレルゲンの場合には、夜間ペットと一緒に寝ない、これ以上ペットを飼わない、屋外で飼うなど、できる限りの対策をしてみてください。

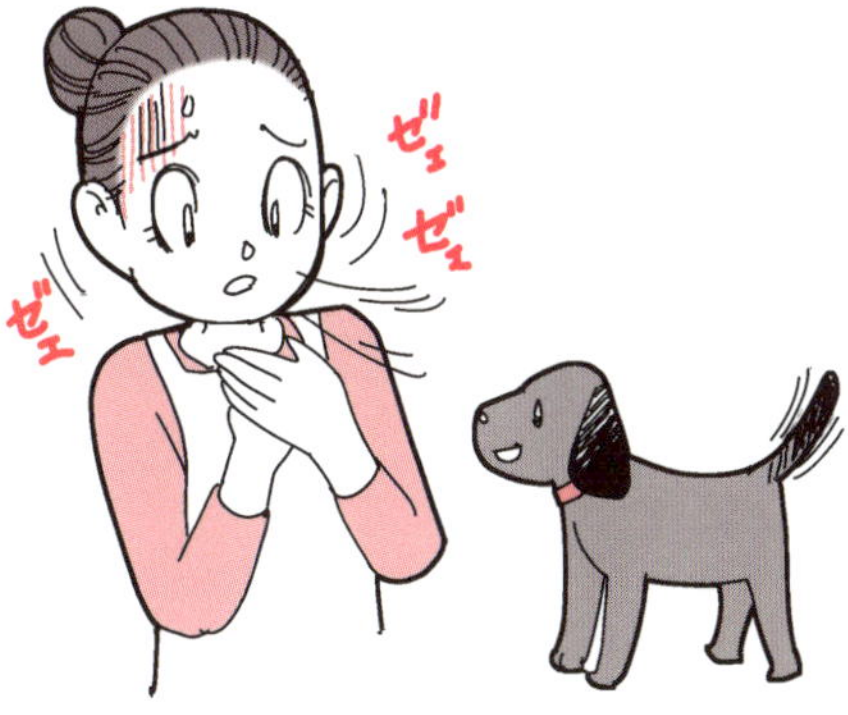

CASE6 肺がん 空セキとばち状指から発見

60代前半の男性患者さんは、18歳から1日20本のタバコを吸う喫煙者で、既往歴は高血圧と脂質異常症で治療中でした。空セキが2カ月続き、近所の内科を受診。カゼの診断で処方されたカゼ薬でも改善せず、同じ病院を再度訪れましたが、やはりカゼの診断で抗菌薬（抗生物質）を処方されても改善しませんでした。ほかの病院の内科を受診すると、今度はセキぜんそくの診断で吸入ステロイド薬を処方されましたが、症状は改善しませんでした。

当クリニック受診時には、まず禁煙を説得して約束いただきました。聴診は正常ですが、肺がんや気管支拡張症、間質性肺炎などで合併することのある、太鼓のばち状に指先が膨らんだ「ばち状指」が認められました。レントゲンで右肺に陰影があり、CTで右肺に腫瘍があったため、肺がんを疑って大学病院を紹介し、気管支内視鏡検査で肺腺がんと診断されました。転移もなくステージⅠAの肺がんだったため、肺がん手術でがん細胞の切除に成功。手術後は、空セキや「ばち状指」が改善し、早期発見の大切さを痛感しました。

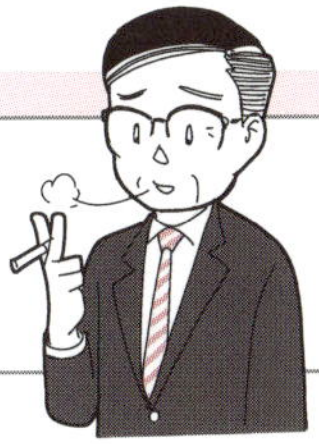

患者情報	60代前半の男性 職　業：会社員（営業職） 喫煙歴：18歳から1日20本 既往歴：高血圧と脂質異常症で治療中
病名	肺腺がん
症状	2カ月続く空セキ、ばち状指
原因	喫煙
検査	レントゲン検査：右肺に陰影あり／ＣＴ：右肺に腫瘍あり
治療方法	気管支内視鏡検査（大学病院）で、ステージⅠA肺腺がんと診断。転移がなく手術で肺がん切除に成功。空セキとばち状指は、がん切除とともに改善した。

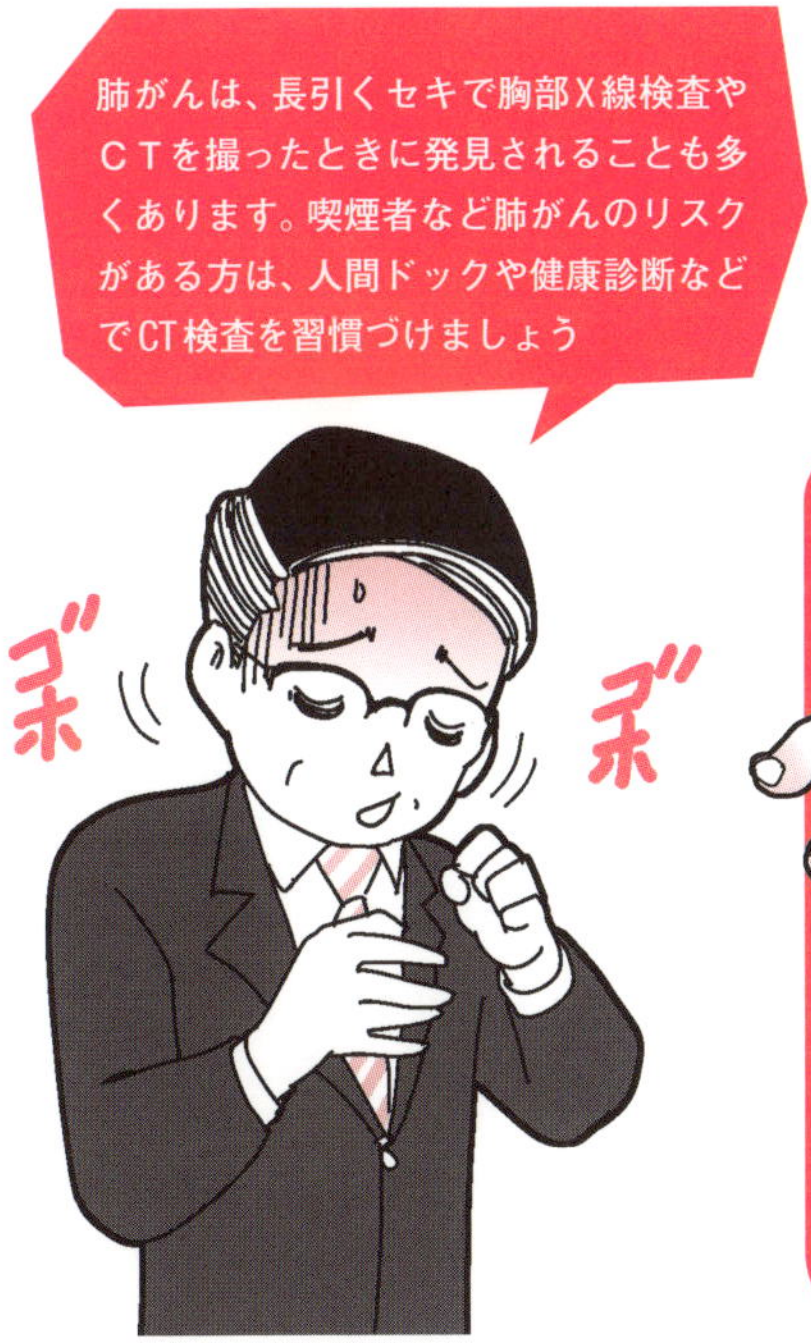
肺がんは、長引くセキで胸部X線検査やＣＴを撮ったときに発見されることも多くあります。喫煙者など肺がんのリスクがある方は、人間ドックや健康診断などでCT検査を習慣づけましょう
ゴホ
ゴホ

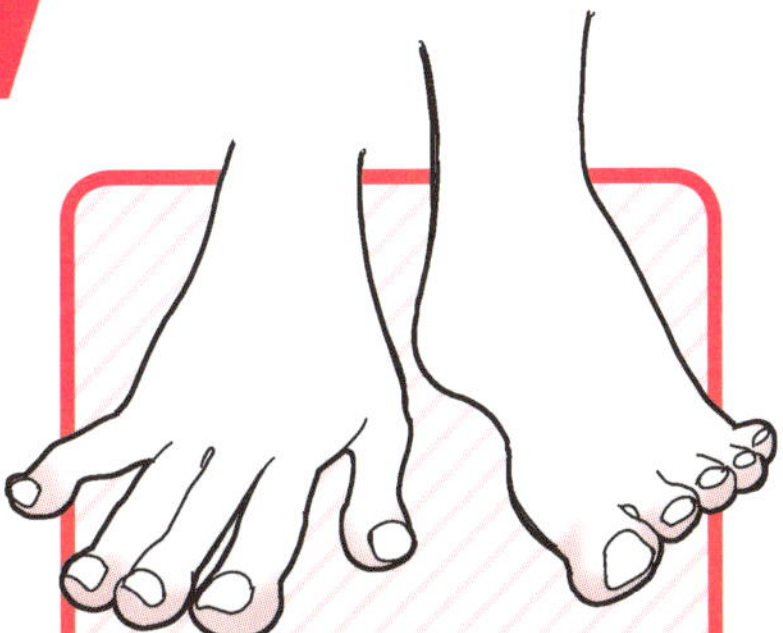

ばち状指

手や足の指先が丸く分厚く太鼓のばちのように変形する。肺がんや気管支拡張症、間質性肺炎などでみられる。

CASE7 後鼻漏
すすった鼻汁が気道に入った！

40代前半の会社員男性が、３カ月の慢性セキで受診されました。夜間や明け方にセキがでて、会話や冷気の刺激でもセキがでるとのこと。近所の内科ではカゼと診断され、ほかの内科ではセキぜんそくと診断され、吸入ステロイド薬を処方されるとセキはやや減少。夜間は眠れるようになったが、セキは朝方にでるという状況でした。

当クリニック受診時は、聴診は正常、レントゲンも正常でした。タンがからむという症状をよくうかがうと、鼻汁が前に出ず、ノドの後ろに回っているとのこと。口腔内を観察すると、鼻汁が咽頭《いんとう》後壁を伝わる後鼻漏《こうびろう》の疑いがありました。当院では、セキぜんそくと後鼻漏の合併と診断。患者はアレルギー性鼻炎を患っているので、抗アレルギー薬として抗ヒスタミン薬、ロイコトリエン受容体拮抗薬を、吸入ステロイド薬と長時間作用性β2刺激薬の配合剤の吸入に併用しました。後鼻漏の改善とともに、セキは改善しました。ぜんそくでは、アレルギー性鼻炎を合併することが多く、鼻炎の悪化がぜんそくを誘発する場合もあります。

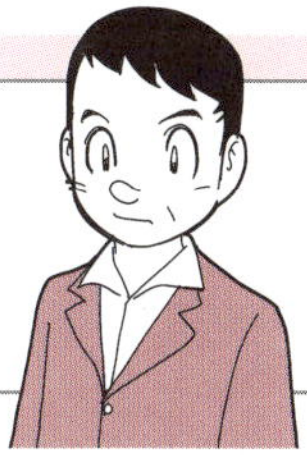

患者情報	40代前半男性 職　業：会社員 喫煙歴：20～30歳の時期に1日20本 既往歴：花粉症、アレルギー性鼻炎 アレルゲン：ハウスダストとダニ
病名	セキぜんそくと後鼻漏の合併
症状	3カ月の慢性セキ、夜間や明け方にセキがでる、会話や冷気の刺激でもセキがでる
原因	後鼻漏
検査	聴診：正常／レントゲン検査：正常／肺機能：末梢気道閉塞／肺年齢：52歳／呼気中一酸化窒素濃度（FeNO）：32ppb（やや高値）／呼吸抵抗測定装置（モストグラフ）：気道抵抗あり
治療方法	後鼻漏の改善のために、抗アレルギー薬として抗ヒスタミン薬、ロイコトリエン受容体拮抗薬を、吸入ステロイド薬と長時間作用性β2刺激薬の配合剤の吸入に併用

one airway one disease

ぜんそくとアレルギー性鼻炎の関係

鼻も気管もひとつ続きの気道（one airway）であり、アレルギー性鼻炎もぜんそくもひとつの疾患（one disease）として総合的にとらえて治療するという概念。

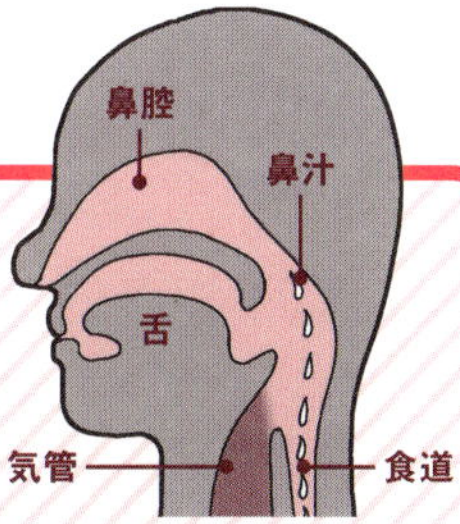

後鼻漏とは

鼻汁が、鼻の穴のある前からではなく、鼻の奥からノド側に伝わっていく。後鼻漏が原因でセキがでる場合もある。

非結核性
抗酸菌症

CASE8

健康診断の胸部レントゲン検査で偶然見つかる

非結核性抗酸菌症（肺マック症）

60代後半の主婦が、6カ月続くセキとタンのために受診されました。近所の内科ではカゼの診断、別の内科では肺炎の診断で抗菌薬（抗生物質）を処方されましたが、効果は一時的でした。セキは黄色いタンがでるまで続き、家族に「セキぜんそくではないか」と指摘されて当クリニックを受診されました。聴診ではタンがらみの音を聴取。レントゲンでは広範な浸潤影（肺の炎症状態）。CTでは気管支拡張と広範な浸潤影、肺炎の影が見られました。喀痰《かくたん》検査で結核菌も心配されましたが、PCRという遺伝子検査で非結核性抗酸菌症（肺マック症）と診断しました。非結核性抗酸菌症の原因菌であるマック菌は、細菌学的には結核菌に似ていますが、人から人への感染はありません。近年増加傾向にあり、健康診断の胸部レントゲン検査で偶然見つかることが多い病気です。CAM、RFP、EBという抗菌薬の投与を開始し、セキはやや減少しましたが、レントゲンでの陰影はまだまだ広範囲にあります。治療は3年程度を予定していますが、特効薬がなく完治するかどうかは不明です。

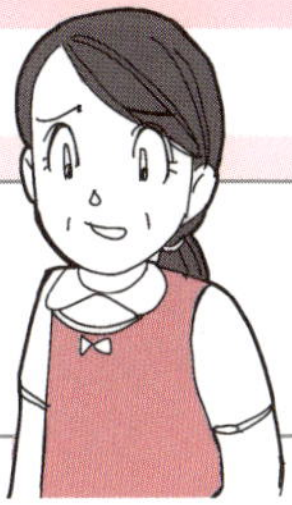

患者情報	60代後半女性 職　業：主婦 喫煙歴：なし 既往歴：卵巣嚢腫《のうしゅ》で手術
病名	非結核性抗酸菌症（肺マック症）
症状	6カ月続くセキとタン、セキは黄色のタンがでるまで続く
原因	結核菌の仲間であるマック菌による感染症
検査	聴診：タン絡みの音を聴取／レントゲン検査：広範な浸潤影／CT：気管支拡張／広範な浸潤影／肺炎の影、血液検査：白血球やCRP炎症反応正常／抗マック抗体：陽性／喀痰検査：蛍光法1+／PCR遺伝子検査：非結核性抗酸菌症（肺マック症）と診断
治療方法	CAM、RFP、EBという抗菌薬（抗生物質）の投与を開始し、セキはやや減少。治療は3年程度を予定しているが、完治するかどうかは不明

肺マック症は、痩せ型中高年女性に多い病気

細菌学的には結核に似たマック菌は、ガーデニングの土や浴室やシャワーヘッドのぬめりなどに幅広く棲息する非結核性抗酸菌。土ボコリや水蒸気から肺に侵入して感染する。最初はカゼと似た症状で数十年かけてゆっくり進行する。痩せ型の中高年女性にやや多く、年間8000人が発症するといわれている。

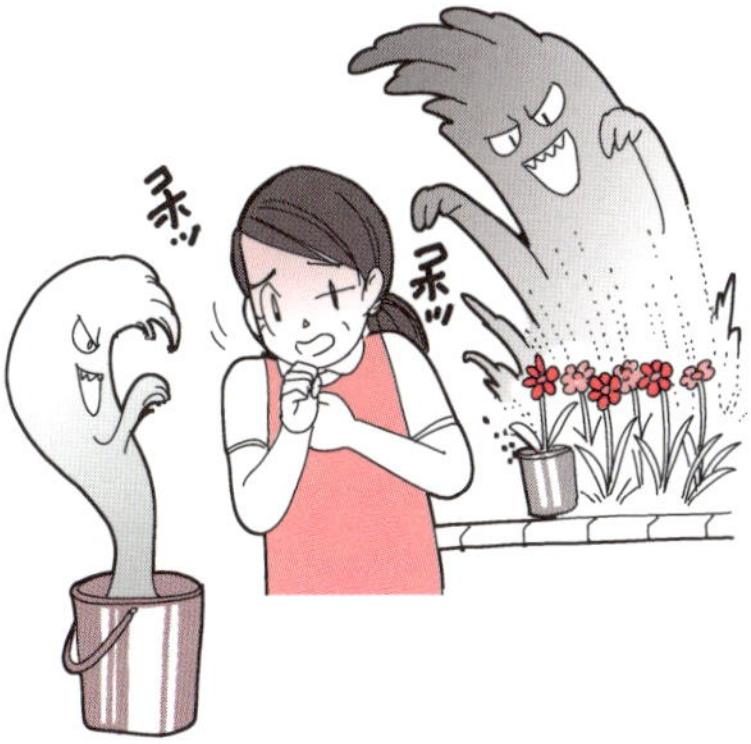

CASE9

慢性的なセキ、黄色い鼻汁とタン

副鼻腔・気管支症候群

70代前半男性が、1カ月続くセキ、黄色いタン、黄色い鼻汁を訴えて当クリニックを受診されました。ここ数年同様の症状を繰り返し、ほかの内科ではカゼと診断され抗菌薬（抗生物質）を処方されて改善してはまた起こるという繰り返しだったようです。4カ月前、同様の症状が起きたときには目の奥に痛みを感じたので耳鼻科を受診。副鼻腔炎《ふくびくうえん》と診断されて抗菌薬（抗生物質）で改善しました。しかし、今回は耳鼻科で抗菌薬（抗生物質）を処方されても、黄色いタンと鼻汁、セキがとれないとのこと。聴診でタンがらみの雑音を聴取。レントゲンで気管支の壁の肥厚、ＣＴでは気管支拡張症があるとわかりました。同時に行った副鼻腔ＣＴでは、副鼻腔炎を認め、副鼻腔炎＋気管支拡張症、つまり副鼻腔・気管支症候群と診断しました。治療は、エリスロマイシンという抗菌薬（抗生物質）を、通常量の4分の1、わずか４００㎎を長期にわたって内服するＥＭ少量長期療法を開始すると、徐々に鼻汁とタンが白色になって量が減少し、セキも減少しました。

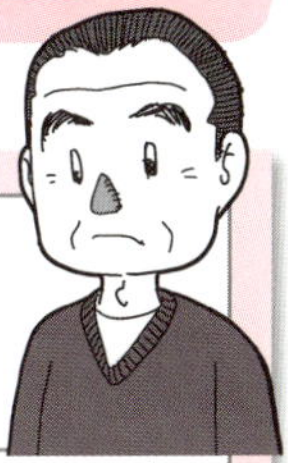

患者情報	70代前半男性 職　業：元建築業 喫煙歴：20～50歳の期間に1日20本 既往歴：高血圧、糖尿病、睡眠時無呼吸症候群
病名	副鼻腔・気管支症候群（副鼻腔炎＋気管支拡張症）
症状	1カ月続くセキ、黄色いタン、黄色い鼻汁
原因	慢性気道感染
検査	聴診：タンがらみの音を聴取／レントゲン検査：気管支の壁の肥厚／CT：気管支拡張症／副鼻腔CT：副鼻腔炎
治療方法	抗菌薬（抗生物質）エリスロマイシンを通常量の4分の1、わずか400㎎を長期にわたって内服するEM少量長期療法を開始。徐々に鼻汁とタンが白色になって量が減少し、セキも減少。

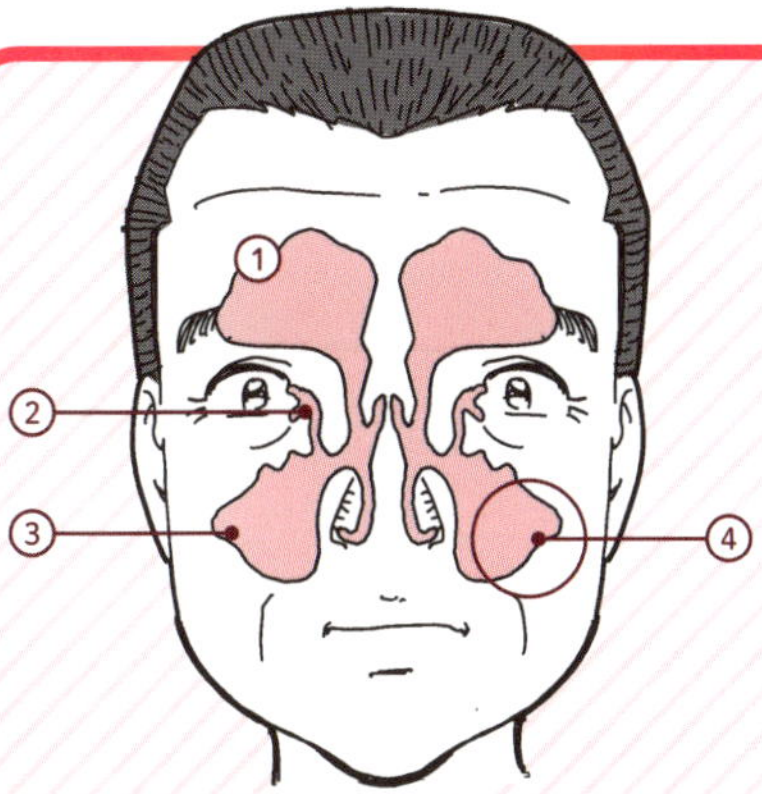

副鼻腔炎（蓄膿症）

鼻腔周辺にある副鼻腔（前頭洞、篩骨洞、上顎洞など）の大小の空洞に、ウイルスや細菌が感染して炎症が起こり、膿がたまる病気。慢性化しやすい。

① 前頭洞
② 篩骨洞《しこつどう》
③ 上顎洞《じょうがくどう》
④ 膿がたまる

CASE10 夜間の唾液の隠れ誤嚥で、繰り返す肺炎

誤嚥性肺炎

70代後半の女性は、60代から水を飲むとむせていたそうです。年数回微熱とセキが長引き、カゼを引きやすい体質と考えていました。セキと微熱を繰り返すため、当クリニックを受診。レントゲンとCTで右肺炎がわかり、抗菌薬（抗生物質）で治療して改善しました。その4カ月後には、左肺炎で抗菌薬（抗生物質）で治療。さらに3カ月後には、左肺炎を生じました。この3回のうち、2回は肺炎球菌性肺炎でした。たまに水を飲んでむせる、食事はむせない、夜間のセキで目覚めることがあるとのこと。何度も繰り返す肺炎は、夜間に唾液が気道へ流れ込む「隠れ誤嚥《ごえん》（不顕性誤嚥）」、唾液中の肺炎球菌などの細菌が原因の誤嚥性肺炎と診断しました。抗菌薬（抗生物質）の治療で肺炎改善後、予防は2種類の肺炎球菌ワクチンの接種と、口腔ケアとして1日4回5分以上の歯みがき、寝る前はフロスも追加してもらいました。食後90分間は横にならず、就寝時は左側臥位《がい》にして、胃液の逆流を防止。唾液を飲み込む練習を毎食前に30秒行ってノドの筋力を鍛えたため、最近、肺炎は起きていません。

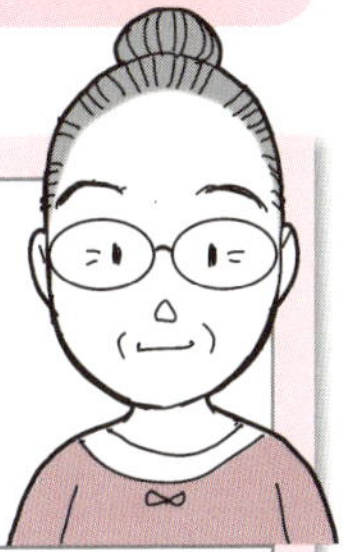

患者情報	70代後半女性 職　業：元花屋 喫煙歴：20～40歳のときに1日20本 既往歴：高血圧、脂質異常症 骨粗鬆症《こつそしょうしょう》、脳ドックでラクナ梗塞 (直径1.5cm未満の小さな梗塞) の指摘あり
病名	誤嚥性肺炎
症状	年に数回の微熱とセキ、繰り返す肺炎
原因	夜間、唾液の気道への流れ込みによる隠れ誤嚥 (不顕性誤嚥) から、唾液中の肺炎球菌などの細菌に感染して肺炎発症
検査	レントゲン検査：肺炎球菌性肺炎
治療方法	抗菌薬 (抗生物質) で肺炎を治療後、予防を徹底。最初に13価の肺炎球菌ワクチンを接種、6カ月後に23価の肺炎球菌ワクチンを接種。口腔ケアとして、1日4回5分以上の歯みがき、寝る前はフロスの追加。食後90分は横にならないように指導し、逆流を防止。就寝時、右向き寝は胃酸逆流のリスクがあるので、左を下にして寝る左側臥位をすすめる。唾液を飲み込む練習を毎食前に30秒行い、ノドの筋力を鍛えた。

隠れ誤嚥（不顕性誤嚥《ふけんせいごえん》）

夜間に唾液が気道へ流れ込んで起こる「隠れ誤嚥（不顕性誤嚥）」は、唾液中の肺炎球菌などの細菌が原因となる誤嚥性肺炎を生じることになる。

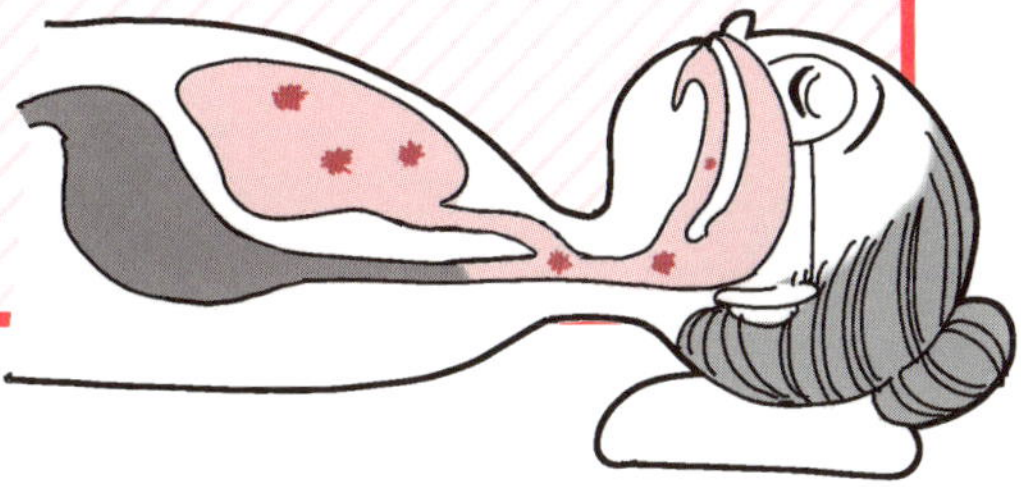

CASE 11

セキぜんそく 小さな刺激やアレルギーが誘発する

ネイリストの40代前半女性は、子どものころにアトピー性皮膚炎と花粉症を発症。30代からカゼのあとのセキが1カ月以上長引き、ひどいときには6カ月続くことも。5年前にネイルアートの仕事をはじめてから症状が悪化。セキがではじめると止まらず、電車の温度差、冷気、ラーメンの湯気、お客さまの香水が刺激となってセキが誘発されます。ほかの病院でマイコプラズマ肺炎や百日咳と診断され抗菌薬（抗生物質）を処方されても改善しないため、当クリニックを受診。レントゲンは正常。肺年齢は66歳。呼気中一酸化窒素濃度（FeNO）は110ppbと高値。モストグラフで気道閉塞を認めました。気道がさまざまな刺激に敏感となる特徴的な症状で、呼吸機能検査からセキぜんそくと診断。吸入ステロイド薬と長時間作用性β2刺激薬の配合剤の吸入で改善。カゼで悪化すると長時間作用性抗コリン薬の吸入、花粉症で悪化するとロイコトリエン受容体拮抗薬を併用して対処し、日常生活は困らなくなりました。1年後に肺年齢は50歳に改善。今後は薬を減量予定です。

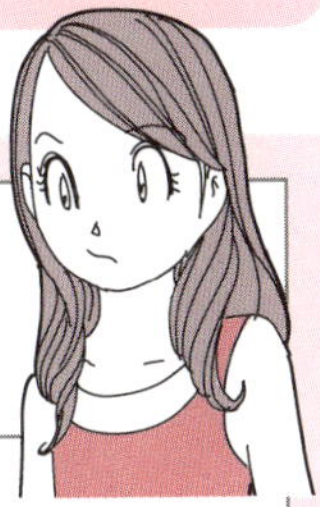

患者情報	40代前半女性 職　業：ネイルアーティスト 喫煙歴：なし 既往歴：小児期にアトピー性皮膚炎と花粉症
病名	セキぜんそく
症状	カゼのあとのセキが1カ月以上、ひどいと6カ月続く
原因	日常生活で受けるさまざまな刺激とアレルギーによるもの
検査	聴診：強制呼気でセキ込み／レントゲン検査：正常／肺機能：末梢気道閉塞／肺年齢:66歳／呼気中一酸化窒素濃度（FeNO）：110ppb（高値）／呼吸抵抗測定装置（モストグラフ）：気道抵抗あり
治療方法	吸入ステロイド薬と長時間作用性β2刺激薬の配合剤の吸入で改善。カゼで悪化する際には長時間作用性抗コリン薬の吸入、花粉症で悪化する際にはロイコトリエン受容体拮抗薬を併用して対処。1年後の肺機能検査では肺年齢50歳。呼気中一酸化窒素濃度（FeNO）30ppbと改善。今後、薬を減量予定。

気道の過敏症
セキぜんそく

温度差、湯気、香り、日常のさまざまな刺激がセキを誘発する。長引くセキでのせいで、気道の粘膜に炎症が起こり、ありとあらゆる小さな刺激に敏感に反応してしまう。花粉症などのアレルギー体質が関与していることが多い。

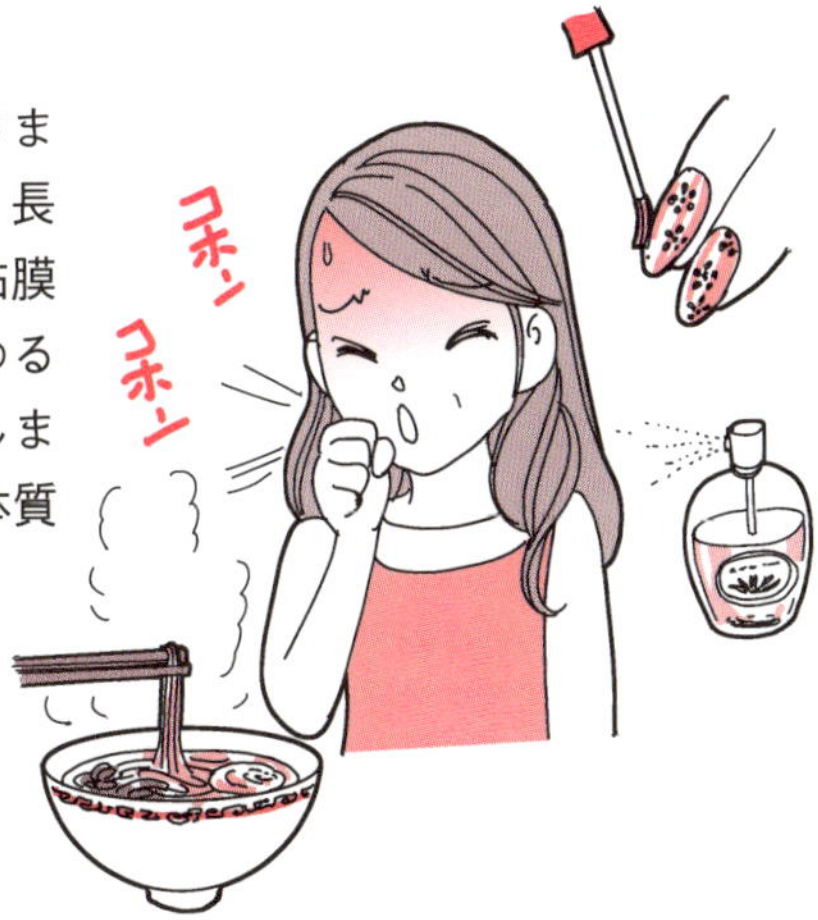

CASE12 吐くほどのセキ込みが長引く 胃食道逆流症（GERD）

50代前半男性は、３週間長引くセキで内科を受診し、気管支炎の診断を受け、抗菌薬（抗生物質）を処方されても改善しません。結核かと心配になり当クリニックを受診。セキは、連日吐くほどセキ込むそう。血液検査で結核の特異検査（Ｔ-ｓｐｏｔ）は陰性。肺年齢は74歳。呼気中一酸化窒素濃度（ＦｅＮＯ）は52ｐｐｂと高値。セキぜんそくと診断し、吸入ステロイド薬と長時間作用性β２刺激薬の配合剤の吸入で多少改善するも、セキはとれず連日のように朝方吐いてしまいます。ＣＴをとると、食道の一部が拡張し内腔に食物のかすが残っています。食道がんの心配もあり、上部消化管内視鏡を行った結果、胃食道逆流症《いしょくどうぎゃくりゅうしょう》（ＧＥＲＤ）による胃酸の逆流と判明。

胃酸分泌を抑えるＰＰＩ（プロトンポンプ阻害薬）を処方し、胃食道逆流のリスクとなる就寝前のアルコールなどをやめると、逆流性食道炎の改善とともにセキは消失。セキぜんそくと胃食道逆流症の合併による慢性咳でした。

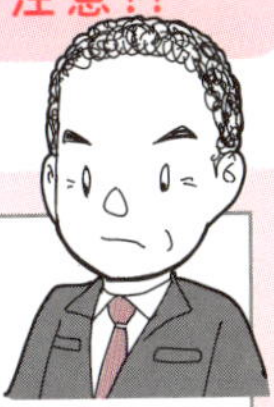

患者情報	50代前半男性 職　業：自動車運転手 喫煙歴：20歳から現在まで1日20本 既往歴：糖尿病（食事療法の必要あり）、肥満気味。
病名	セキぜんそくと胃食道逆流症の合併による慢性咳
症状	３週間前からの長引くセキ、吐くほどのセキ込み
原因	胃食道逆流症（GERD）による胃酸の逆流
検査	聴診：強制呼気でセキ込み／レントゲン検査：正常／血液検査：T-spot（結核）陰性／肺機能：末梢気道閉塞／肺年齢：74歳／呼気中一酸化窒素濃度（FeNO）：52ppb（高値）／呼吸抵抗測定装置（モストグラフ）：気道抵抗あり／CT：食道の一部拡張、食物残渣／上部消化管内視鏡：胃食道逆流症のための胃酸の逆流
治療方法	セキぜんそくは、吸入ステロイド薬と長時間作用性β2刺激薬の配合剤の吸入で多少改善。胃食道逆流症には、胃酸分泌を抑えるPPI（プロトンポンプ阻害薬）を処方。胃食道逆流のリスクとなる就寝前のアルコール、炭酸飲料、チョコレートを中止。逆流性食道炎の改善とともに、セキは消失

胃食道逆流症（GERD）を防止するために

胃酸の逆流を避けるためには、以下のことを心掛けます。寝る前の煙草、アルコール、チョコレート、脂肪食をやめる。左側を向いて寝る（胃の形から右向きで寝ると胃液や内容物が流れて、胃から食道へ逆流しやすい）。食後90分間は横にならない。

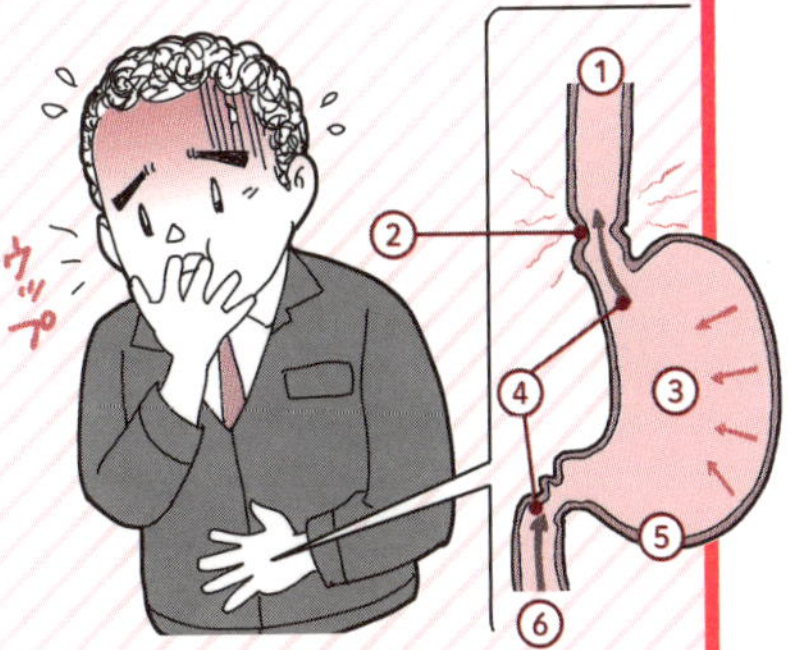

① 食道　④ 逆流
② 炎症　⑤ 胃
③ 胃液分泌　⑥ 十二指腸

column 3

殺人インフルエンザから身を守るいちばんの予防法とは!?

2017 年に、オーストラリアで約 21 万人が感染し、500 名以上もの方が亡くなるインフルエンザが大流行しました。A 香港型 H3N2 のこのインフルエンザは、従来ある型で新型ではないのですが、別名「殺人インフルエンザ」と呼ばれているようです。通常、南半球で流行したインフルエンザは、半年遅れで日本でも流行することが多いです。高齢者、乳児、持病のある方は、インフルエンザワクチンを接種して予防に努めてください。インフルエンザの予防は、ワクチン接種、飛沫感染と接触感染の防止が基本です。手洗い、マスクの着用、加湿器で予防に努めてください。乾燥するとウイルスが活性化します。口の乾燥には、ガムやのど飴で唾液をだし、歯みがきで口の中の雑菌を落とすと効果的です。抗菌や抗ウイルス作用のあるお茶のカテキンでうがいしてもいいです。インフルエンザにかかりやすいのは、睡眠不足と運動不足。健康維持がいちばんの予防です。

第3章

カゼ？肺炎？
隠れ誤嚥？
気になるちがい！

2週間以上長引くセキは、実は肺炎や隠れ誤嚥《ごえん》の可能性があります。

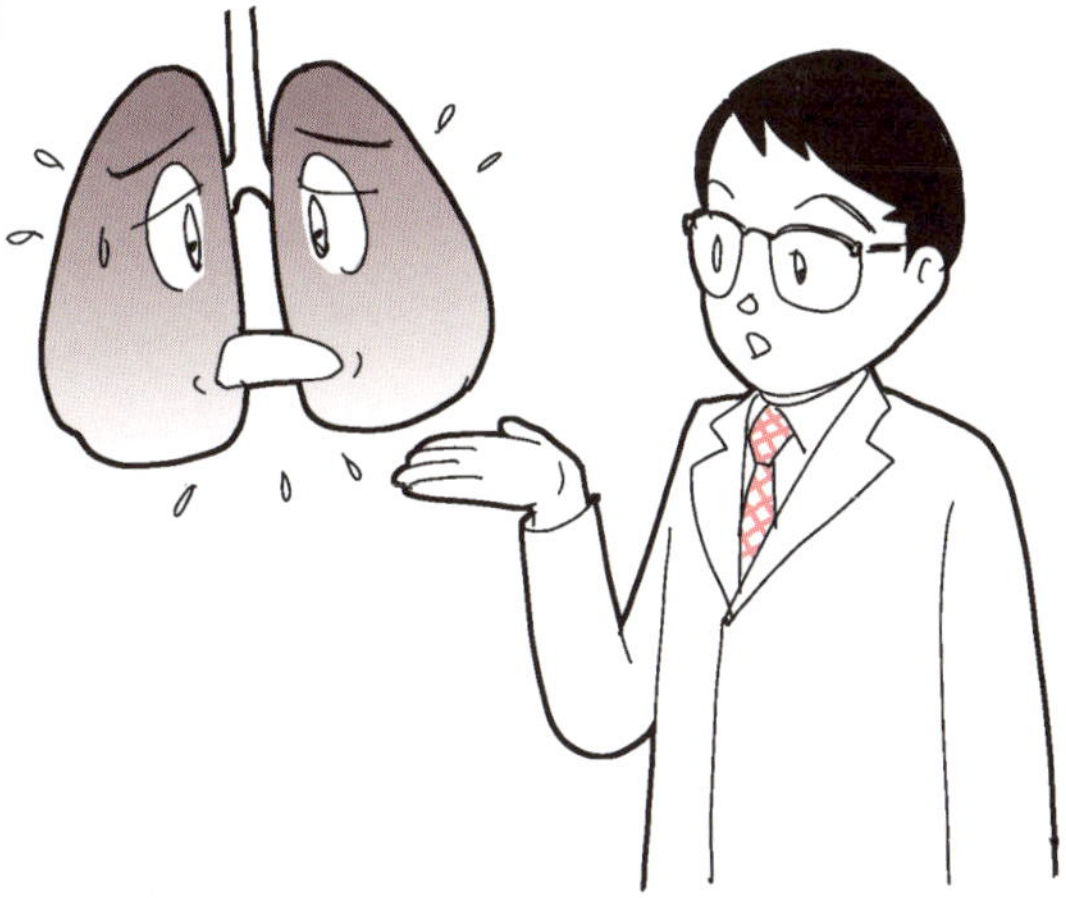

肺炎の原因 カゼと肺炎のセキのちがい

カゼと肺炎のちがいをはっきりといえる方は少ないのではないでしょうか？

カゼは、鼻、ノド（咽頭《いんとう》と喉頭《こうとう》）までの上気道の炎症です。ウイルスに感染して上気道に炎症を起こします。ふつうのウイルス性のカゼは、体の免疫機能が働いて数日～1週間で治ります。

肺炎は、細菌やウイルスなどに感染して、肺の中の肺胞が炎症を起こしている状態です。酸素のとり込みと二酸化炭素の吐きだしを行っている肺胞に炎症が起こると、酸素不足や呼吸困難を引き起こして、命にかかわる場合があります。特に高齢者は、肺炎を発症、重症化しやすく、最近では日本人の死因の第3位として知られています。高齢者や子どもの場合は、カゼだと思っていたら実は肺炎を発症していたというケースが多く、症状の程度をみて素人判断するのは危険です。また、カゼをこじらせて肺炎になるケースも多く、熱がでていなくても2週間以上長引くセキが続いていれば、肺炎の可能性があります。

カゼと肺炎のちがい

カゼは、鼻、ノド（咽頭と喉頭）までの上気道の炎症。

肺炎は、細菌やウイルスなどに感染して、肺の中の肺胞が炎症を起こしている状態です。

	カゼ（おもにウイルス性）	肺炎
原因	おもにウイルス	細菌、ウイルス、アレルギー
種類	200種類ほどのウイルスがある	病原性微生物の種類による肺炎（細菌性肺炎、非定型肺炎、ウイルス性肺炎） 病理形態による肺炎（大葉性肺炎、気管支肺炎） 感染する環境による分類（市中肺炎、院内肺炎）
感染部位	上気道（鼻、ノド）	気管支、肺胞
症状	鼻汁、クシャミ、セキ、鼻づまり、ノドの痛み	セキ、タン（黄色、緑色）、息切れ、悪寒、するどい胸の痛み、だるさ、呼吸困難
発熱	38℃まで	38℃以上の高熱（肺炎によっては微熱の場合もある）
感染期間	数日から1週間	適切な治療が行われなければ、2週間以上のセキなどの症状が長引く
検査方法	ウイルス性のカゼの場合は検査で見つけることはできない	聴診、X線検査、CT検査、血液検査、喀《かく》痰《たん》検査、迅速検査など（67ページ参照）
治療	ウイルス性のカゼ：抗菌薬（抗生物質）は効かない	細菌性の肺炎：病原菌を死滅させる抗菌薬（抗生物質）の服用
予防	免疫機能を高める	肺炎球菌ワクチンの予防接種など

肺炎が起こるメカニズム

肺炎を引き起こすおもな原因には、細菌、ウイルス、アレルギーなどがあります。

原因となる病原体では、日本人では肺炎球菌がもっとも多く、次にインフルエンザ菌、肺炎マイコプラズマ、肺炎クラミドフィラなどがあります。

肺炎球菌は、人のノドや鼻にすみついており、セキやクシャミによって空気中に飛び散り、それを吸い込んだ人に広がっていきます。これを飛沫感染といいます。鼻やノドから気道に入り込んだ病原体は、肺の中の肺胞にまで達して炎症を起こし、肺炎を発症させます。

代表的な細菌である肺炎球菌は、ぶ厚い莢膜《きょうまく》におおわれていて、体の免疫からの攻撃にも強く、抗菌薬に耐性のある菌もあって、危険な肺炎です。

体の免疫機能が低い高齢者や子どもが感染すると、肺炎球菌感染症になります。特に高齢者は、加齢によって免疫機能がおとろえていき、肺炎などにかかりやすくなりますが、もっとも注意したいのは誤嚥性肺炎《ごえんせいはいえん》（70ページ）です。

肺炎は、肺の炎症

カゼは上気道（鼻、ノド）の炎症、肺炎は肺の炎症になります。

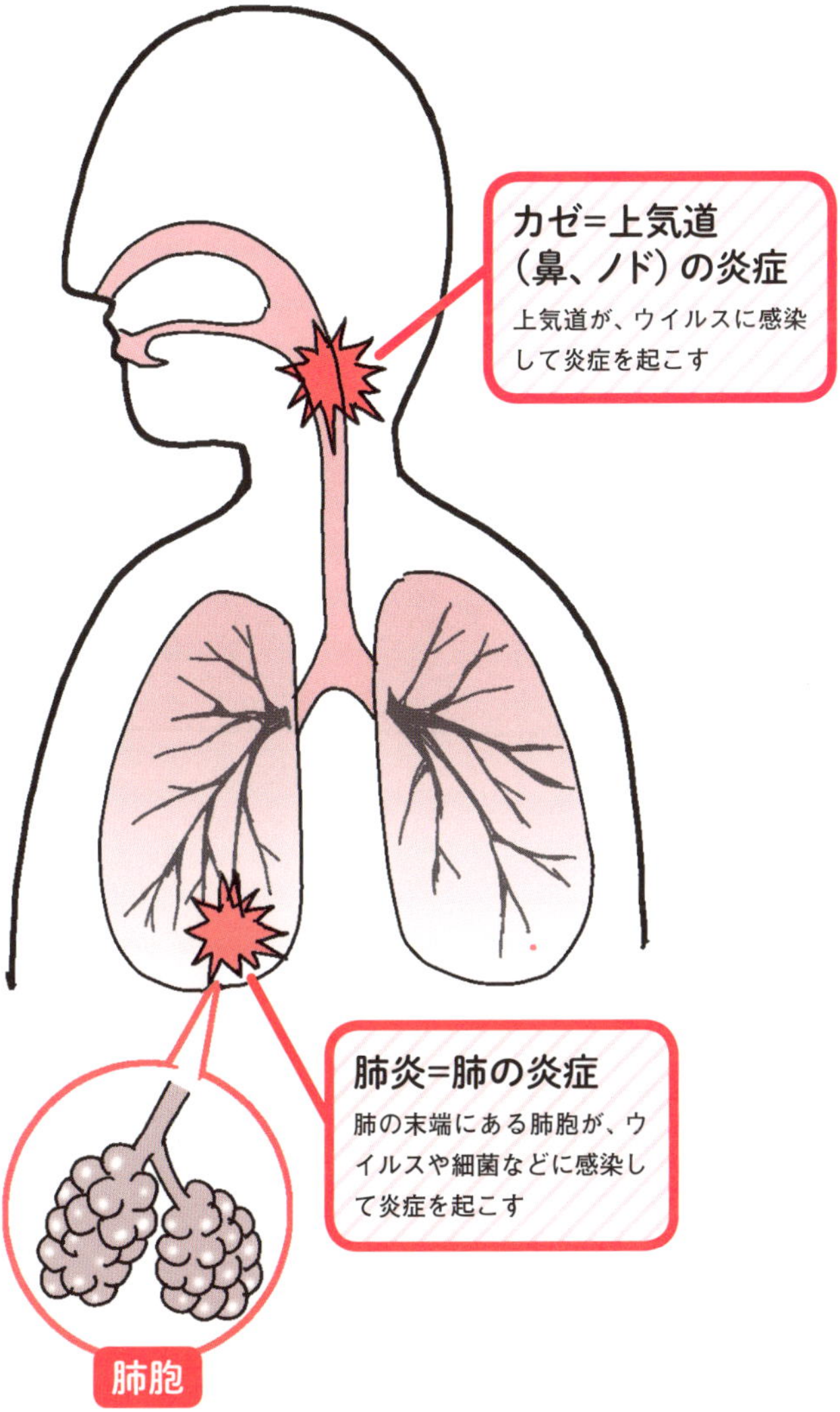
カゼ=上気道
（鼻、ノド）の炎症
上気道が、ウイルスに感染して炎症を起こす
肺炎=肺の炎症
肺の末端にある肺胞が、ウイルスや細菌などに感染して炎症を起こす
肺胞

肺炎の検査と病原体の検査

肺炎の疑いがある患者さんには、まず聴診で胸の奥のほうから聞こえる「バリバリ」という肺炎特有の雑音を聞きとります。胸の音を聞き慣れている呼吸器科の専門医であれば、聴診でまだX線に白い影が写ることのない、ごく初期の肺炎を見つけられる場合があります。

さらに肺炎を調べる検査には、X線検査やCT検査による画像検査、血液検査があります。これらの検査結果を総合して、肺炎の診断が行われます。

肺炎だとわかったら、次にどの原因（細菌、ウイルス、アレルギーなど）が肺に炎症を起こしているのかを特定するために、喀痰《かくたん》検査や迅速検査を行います。原因が細菌の場合は、抗菌薬（抗生物質）を選びます。細菌の種類は多く、以前は効いていたのに、いまは効かなくなったという耐性菌も増えています。

またアレルギーが原因の場合は、抗菌薬（抗生物質）では治りません。肺炎の種類に応じた治療を進めるためにも、原因の特定検査はとても重要です。

肺炎の検査方法

肺炎であるかどうかを検査したあと、その原因を特定するための検査を行い、治療に役立てていきます。

肺炎の検査

聴診	呼吸器科の専門医が、聴診器を使って肺炎特有の雑音を聞きとり、初期の肺炎を見つけることができる。
X線検査、CT検査	X線撮影やCTスキャンなどによる画像検査。肺炎の場合は、炎症部分が白く写る。
血液検査	血液中のCRP（C反応性たんぱく）、白血球の数、酸素濃度を測定して、炎症の有無や細菌の感染を検査。

病原体の検査

喀痰検査	タンから、原因となる病原体を推定する検査。タンに含まれる菌を培養して特定する検査もある。
迅速検査	鼻腔や咽頭《いんとう》からぬぐった液からインフルエンザウイルスやマイコプラズマによる感染かどうかを明らかにする検査。尿から肺炎球菌やレジオネラ菌による感染かを明らかにする検査などがある。

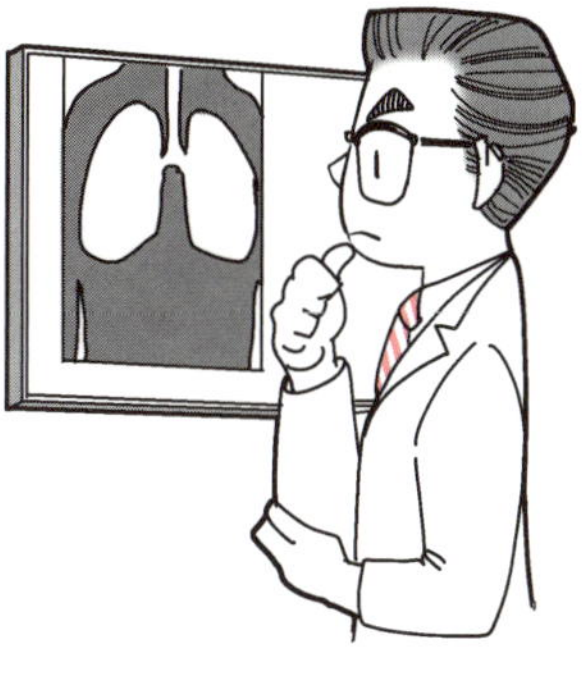

肺炎の分類と代表的な肺炎

肺炎は、①病原性微生物の種類による肺炎（細菌性肺炎、非定型肺炎、ウイルス性肺炎）、②病理形態による肺炎（大葉性肺炎《だいようせいはいえん》、気管支肺炎）、③感染する環境による肺炎（市中肺炎、院内肺炎）などに分類されます。①のうち、細菌性肺炎は肺炎球菌性肺炎が最も多いものです。非定型肺炎は、ふつうの菌とは異なる特徴を持つ病原菌によるマイコプラズマ肺炎、レジオネラ肺炎などがあり、細菌性肺炎に効く抗菌薬（抗生物質）が効かないため、別の抗菌薬（抗生物質）を用いる必要があります。ウイルス性肺炎は、サイトメガロウイルス肺炎、インフルエンザ、乳幼児に多いRSウイルスなどがあります。ウイルス性肺炎は基礎疾患を持つ免疫の低下した方に発症することが多く、治療に難渋して生命の危機に陥ることもあります。②は、肺炎球菌などが原因となり膿や分泌物で肺が広範におかされる大葉性肺炎、気管支と肺胞に炎症を起こす気管支肺炎があります。③は、一般的な社会で起こる市中肺炎、病院に入院後48時間以内に起こる院内肺炎があります。

おもな肺炎の分類

呼吸器科専門病院では、肺炎を右ページで紹介した①～③の観点から分析して、症状の重さに応じて治療方針が定められます。

①病原性微生物の種類による肺炎

原因になっているものの分類（細菌性肺炎、非定型肺炎、ウイルス性肺炎…など）

②病理形態による肺炎

病変の起こっている部位による分類
（大葉性肺炎《だいようせいはいえん》、気管支肺炎…など）

③感染する環境による肺炎

感染した環境による分類
（市中肺炎、院内肺炎…など）

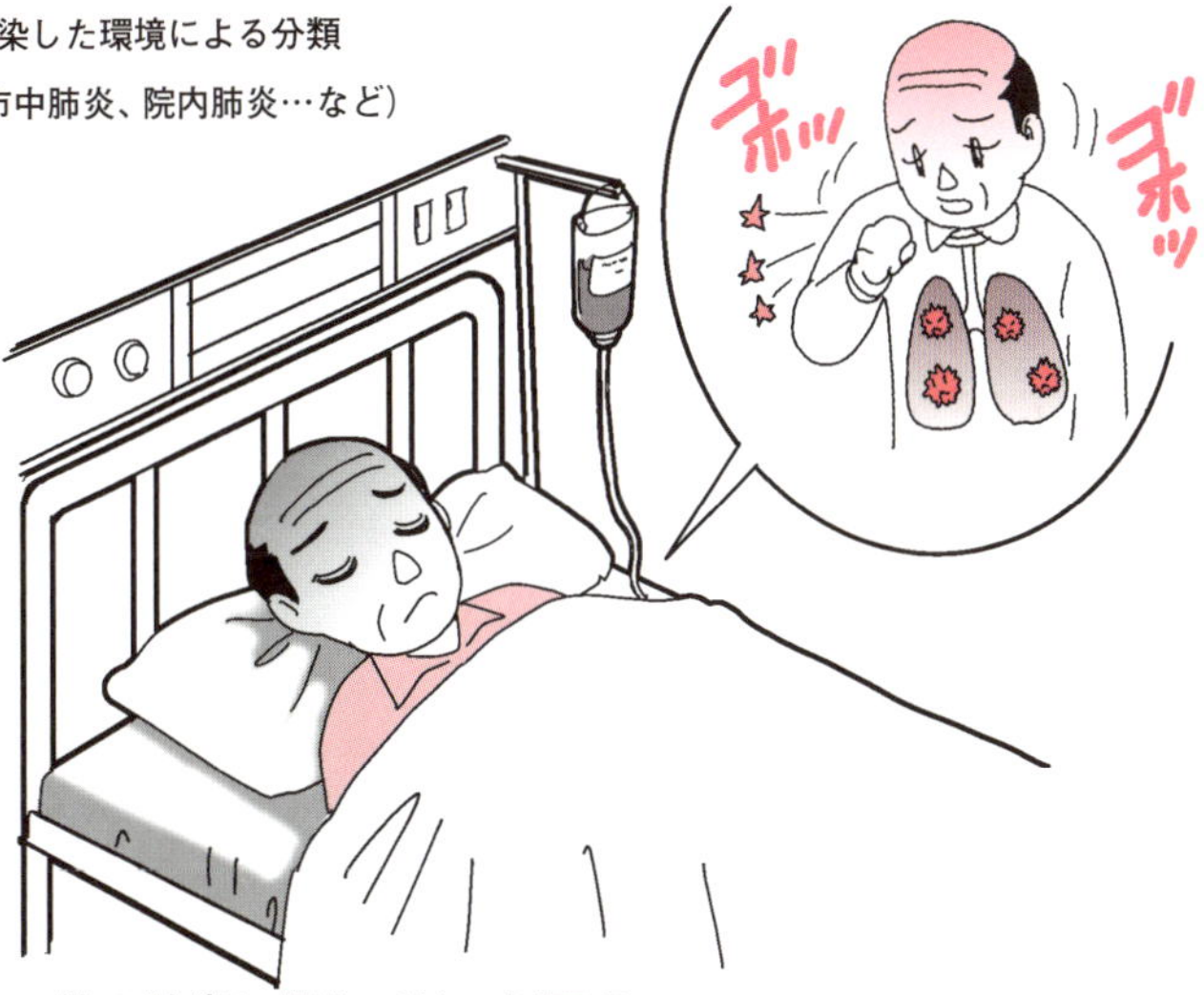

その他の肺炎に関しては、以下のページで説明しています。

⇒付録　呼吸器の病気リスト（157～159ページ参照）

高齢者は特に注意したい誤嚥性肺炎

飲食物を飲み込む働きを嚥下機能《えんげきのう》といいますが、ふつう口から食道へ入るべきものがまちがって気管に入ってしまったことにより発症するのが、誤嚥性肺炎《ごえんせいはいえん》です。肺炎球菌や口腔内の細菌が気管から肺に入り込んだことが原因となって、肺炎を引き起こします。

誤嚥性肺炎は、嚥下《えんげ》機能がおとろえた高齢者や寝たきりの患者さんに多く発症します。また、睡眠中に口腔内の細菌を含んだ唾液や胃酸が、気道に入り込んで、本人も気付かないうちに誤嚥している不顕性誤嚥《ふけんせいごえん》を繰り返しているケースも多くあります。

高齢者の誤嚥性肺炎は、本人もまわりも気付きにくいものです。そして、免疫機能がおとろえている高齢者では、熱が出ても37℃の微熱程度のため、肺炎であるという診断が遅れることが多くあります。

セキが2週間以上も続いている場合には、誤嚥性肺炎などの可能性を疑ったほうがよいでしょう。

誤嚥性肺炎が起こるしくみ

顕性誤嚥

飲食物をむせて誤嚥したものがあやまって肺に入る

不顕性誤嚥

細菌を含んだ唾液や胃液があやまって肺に入る

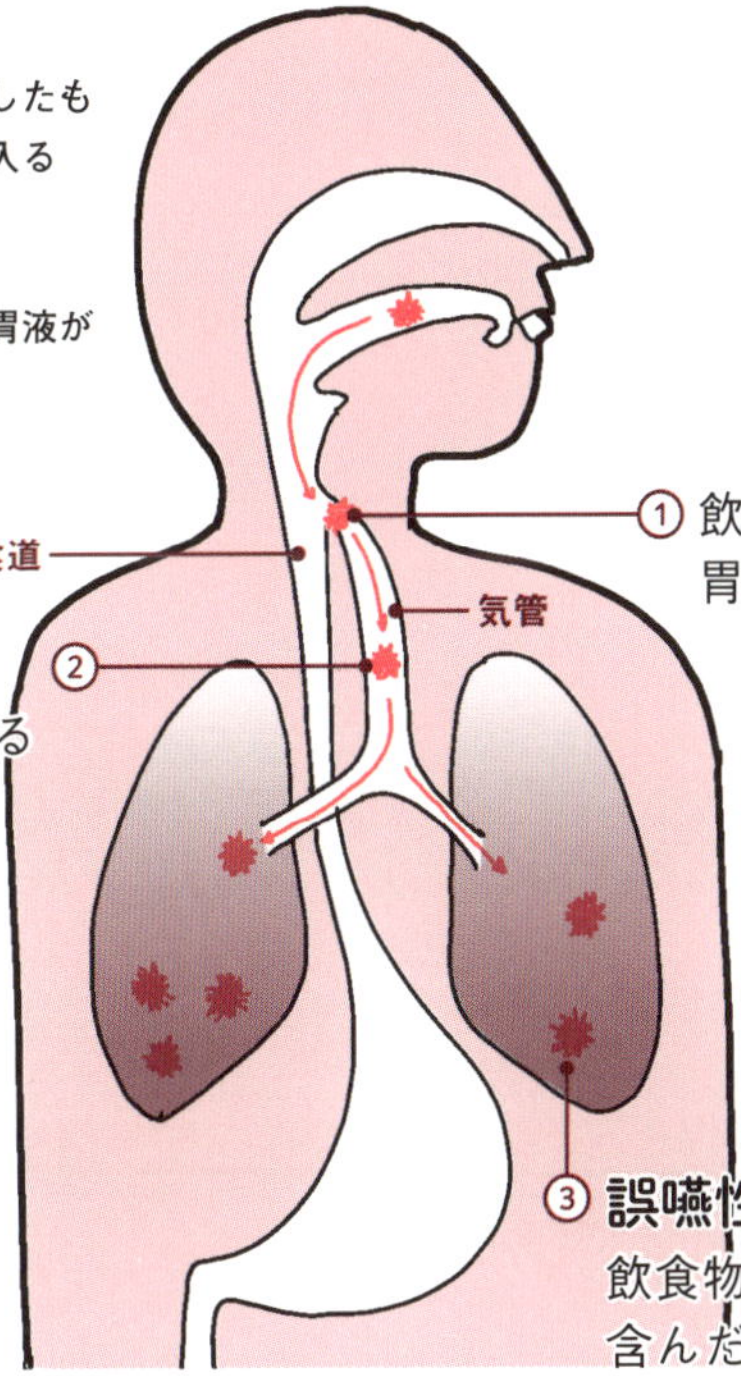
食道
① 飲食物や唾液、胃酸を誤嚥する
② 誤嚥したものが気管から肺に入る
③ 誤嚥性肺炎
飲食物、口腔内の細菌を含んだ唾液、胃液が肺に入って炎症を起こす

高齢者の場合の誤嚥性肺炎の原因

顕性誤嚥の原因：ノドの筋力の低下により、喉頭蓋《こうとうがい》が気管を塞ぐ嚥下機能がうまくいかない

不顕性誤嚥の原因：動脈硬化によるラクナ梗塞（小さな脳梗塞）が嚥下機能の低下を起こしている

誤嚥性肺炎の予防法

・口腔ケア　・歯みがき　・動脈硬化の予防　・食後90分間の座位（横にならない）
・テレビを見ないで食事に集中する　・肺炎球菌ワクチンの予防接種　など

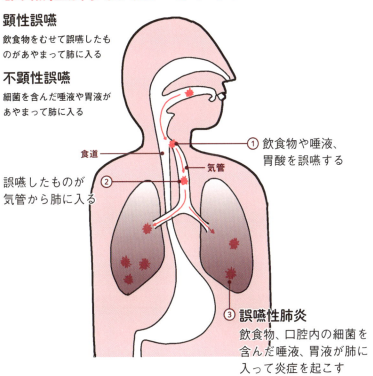

肺炎の治療方法と肺炎予防ワクチン

肺炎の治療方法は、敗血症の有無などの重症度を判定したあと、通院または入院して治療を進めます。原因となる病原体（細菌やウイルスなど）を喀《か》痰《たん》検査や迅速検査（67ページ）で特定し、原因となる細菌の種類に適した抗菌薬（抗生物質）を投与します。

日常でかかる肺炎で、いちばん多い原因は肺炎球菌で、肺炎全体の約30％を占めます。肺炎球菌は、肺炎の原因菌が不明の約40％をのぞけば約半分を占める原因菌のため、肺炎球菌ワクチンを接種していれば、肺炎予防につながります。特に肺炎にかかることが多い、免疫機能の低下した高齢者には、肺炎球菌ワクチンの接種が効果的です。

現在、肺炎球菌には90種類以上の血清型があります。23種類の型に対応した23価肺炎球菌多糖体ワクチン（ＰＰＳＶ23）と、13種類の型に対応した13価肺炎球菌結合型ワクチン（ＰＣＶ13）の2種類のワクチンを接種することで、肺炎球菌に対する予防効果がより高まると考えられています。

肺炎の治療のながれ

肺炎の治療は、敗血症の有無などの重症度を判定したあと、通院または入院して治療を進めます。

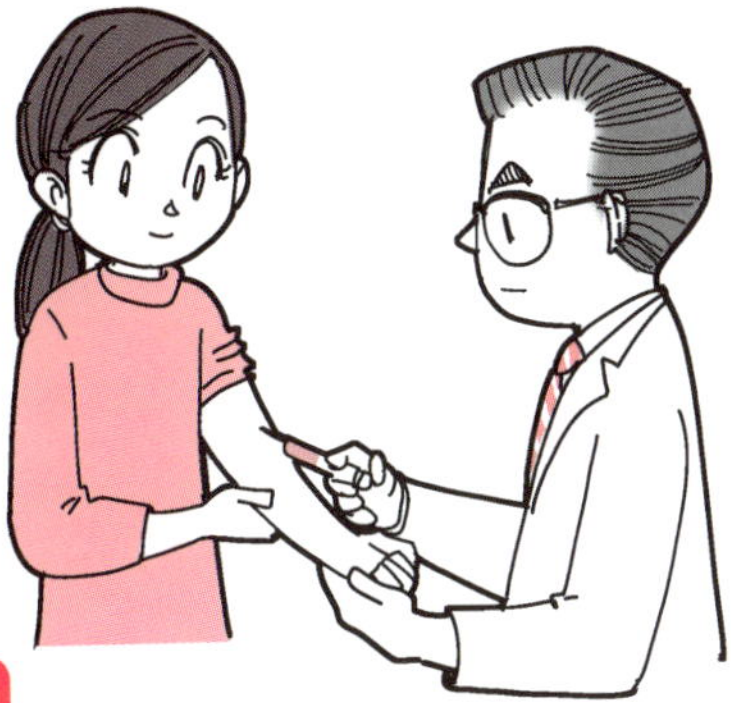

重症度の判定

敗血症の有無、肺、心臓、腎臓などの他臓器の働きや症状を確認する

▼

治療方法の決定

通院治療または入院治療の判断

▼

検査と治療

原因となる病原体（細菌やウイルスなど）を検査で特定し、原因となる細菌に適した抗菌薬（抗生物質）を投与する

▼

経過観察

検査結果によって抗菌薬（抗生物質）の投与を継続、または薬を変えて治療

予防のための2種類の肺炎球菌ワクチン接種

23価肺炎球菌多糖体ワクチン（PPSV23）

・23種類の型（血清型）に適合・定期接種または任意接種が可能

13価肺炎球菌結合型ワクチン（PCV13）

・13種類の型（血清型）に適合・任意接種が可能・免疫記憶がつきやすい

column 4

人生100年時代の呼吸器ケア

誤嚥性肺炎《ごえんせいはいえん》は、高齢者に多く起こるものだとお考えの方が多いと思います。しかし実際には、40 歳代後半から誤嚥する方が増えていきます。65 歳ころには、さらに飲み込む力やセキをする力が衰えていきます。セキができなくなると、気道に入ってしまった異物を排出することができません。セキをする力（咳反射）も加齢によって低下していくのです。誤嚥がすべて肺炎になるわけではありませんが、呼吸機能や免疫作用が低下していれば、可能性は高くなります。高齢者ほど、知らない間に唾液中の細菌が気道に入って炎症を起こす隠れ誤嚥を繰り返しているケースが多いのです。

いまや人生 100 年時代といわれています。健康寿命を高めるために、アンチエイジングのスキンケア、足腰を鍛えるマラソンといった運動習慣が一般的になってきました。これからは、呼吸筋を鍛えて肺年齢を改善する、呼吸器ケアがあたりまえになっていくといいですね。

第4章

大人もぜんそくになる！見逃すと危ないセキぜんそく

ぜんそくは子どものころにかかる病気だと思っている方が多いようですが、最近は「大人ぜんそく」と呼ばれ、大人にも多い病気となっています。

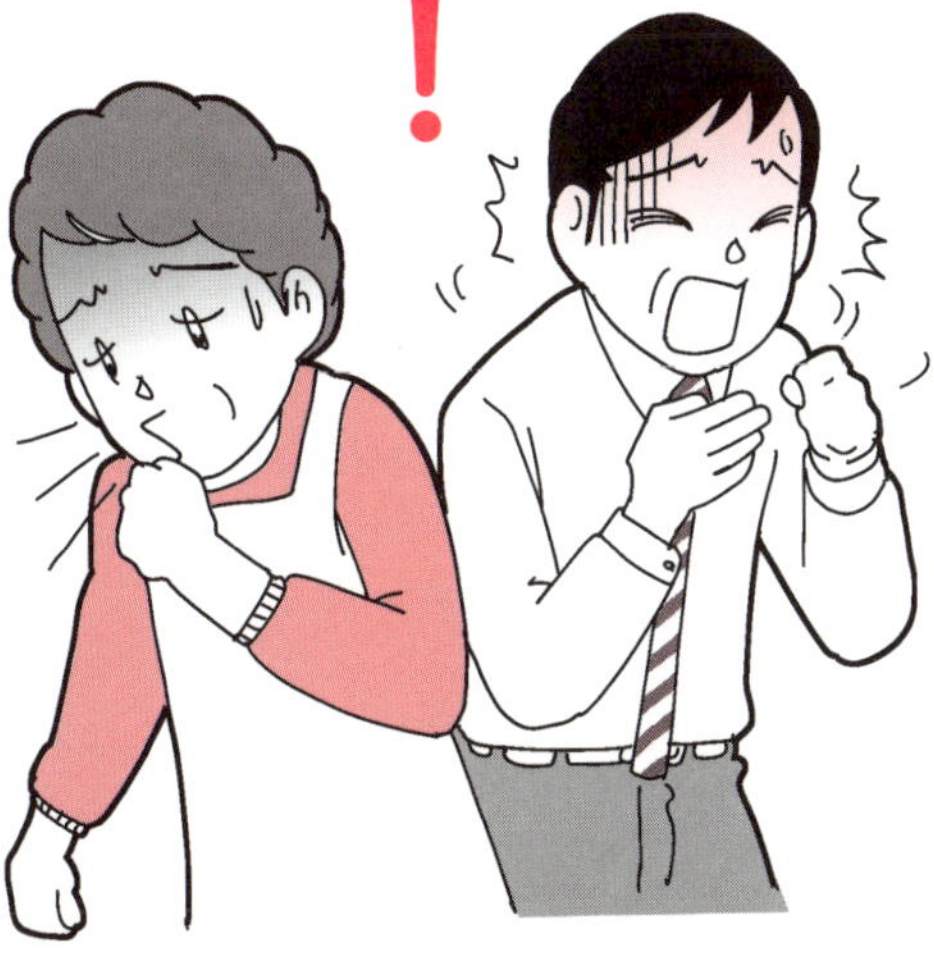

セキぜんそくとは？「ヒューヒュー」「ゼーゼー」しないセキ

クリニックを受診された長引くセキの大人の患者さんは、大半がセキぜんそくです。セキぜんそくという病名は、１９７９年に論文で報告されたのが最初でした。

セキぜんそくは、炎症を起こした気道粘膜が過敏になっていて、小さな刺激にも反応してセキがでてしまう状態です。炎症のため気道上皮がやぶれるなどして、気道が少し狭くなっていて、小さな刺激に敏感となります。おもにセキだけがでる症状で、気管支ぜんそくのように「ヒューヒュー」「ゼーゼー」という音はでません。

しかし、セキぜんそくは気管支ぜんそくの一歩手前の状態です。そのまま放置しておくと炎症が悪化して、狭くなった気道にタンなどができて喘鳴《ぜんめい》が起き、気管支ぜんそくになる可能性があります。カゼや花粉症などのアレルギーでセキが長引いていると勘ちがいして、治療効果のないカゼ薬などを飲んで、よけいに長引かせてしまう患者さんが多いようです。自然に治っても再発する可能性があるので、早期治療で完治させましょう。

セキぜんそくと気管支ぜんそく 気道の断面比較

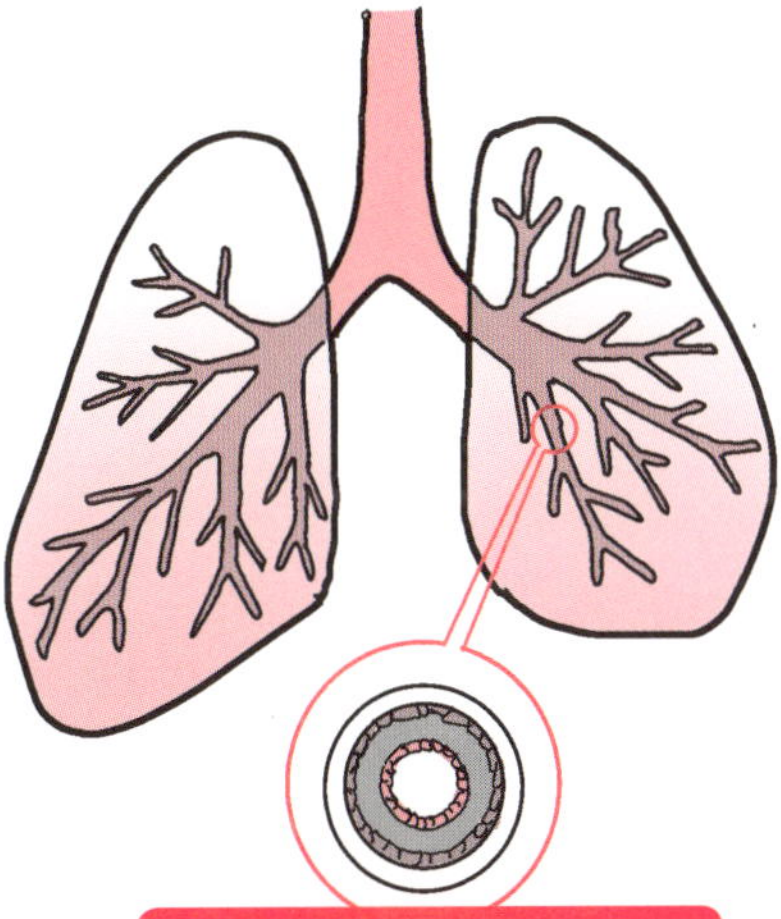

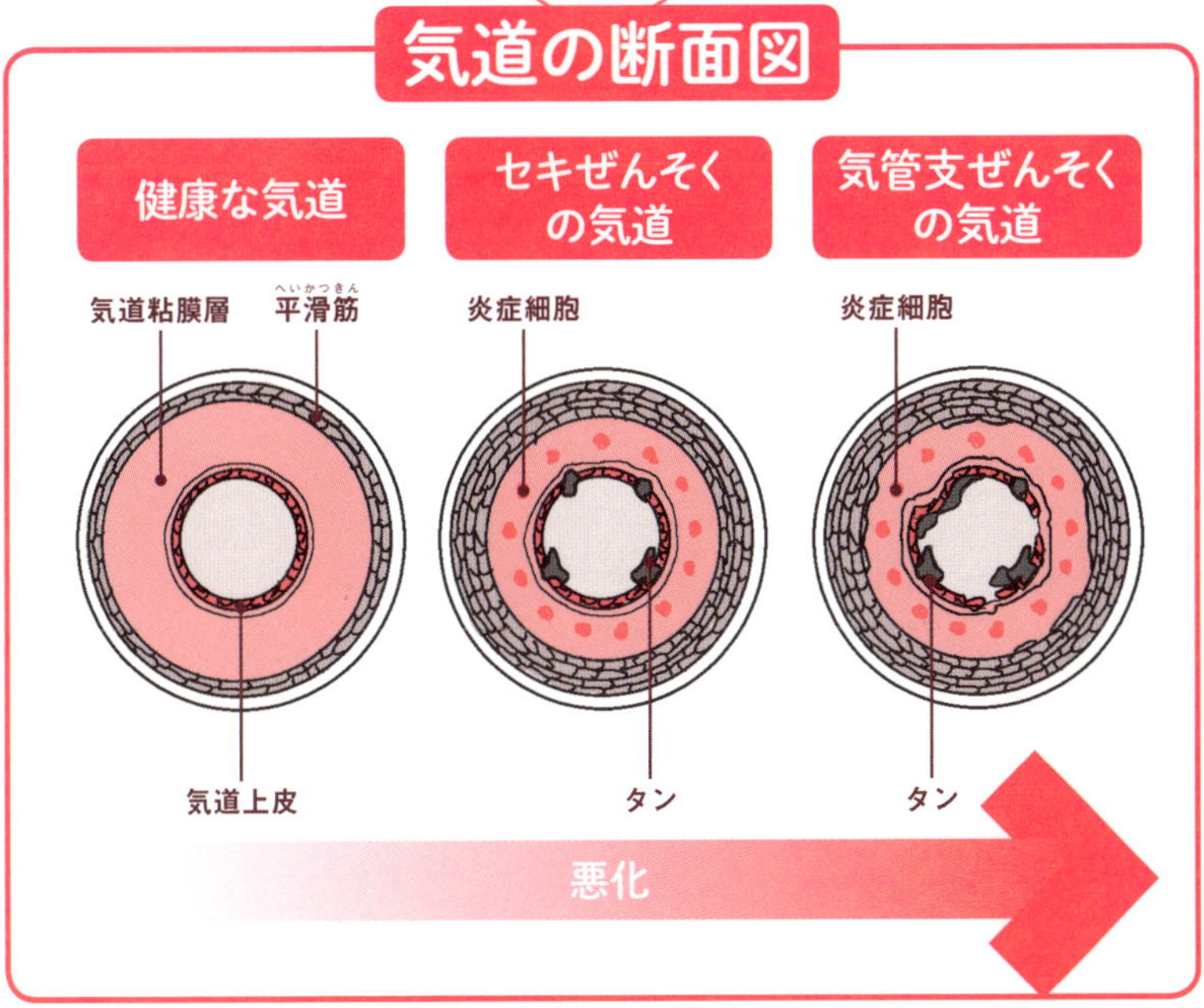

セキぜんそくの原因は、日常のさまざまな刺激

セキぜんそくは、気道の過敏症です。

序章の「セキの原因チェックシート」(12～13ページ)であげたように、その原因は、温度差、湯気、香り、時間帯など、日常生活のさまざまな刺激にあります。

また、花粉症、アレルギー性鼻炎、食物アレルギーなどのアレルギーを持つ人は、セキぜんそくを発症しやすいといわれています。

セキぜんそくが悪化する最大の原因は、ウイルスや細菌によるカゼです。特にインフルエンザは、気道の粘膜の炎症を悪化させます。カゼやインフルエンザがきっかけとなって、セキぜんそくを悪化させているのです。炎症が進んでセキが激しくなると、肋骨の打撲や、尿失禁にいたることもあります。2週間以上、空セキが続いている場合は、呼吸器科にかかるようにしましょう。放置している期間が長いほど、肺機能は低下します。セキぜんそくを悪化させる原因をできるだけ遠ざけることが、予防につながります。

セキぜんそくを起こす可能性のあるさまざまな刺激

気道の過敏症であるセキぜんそくは、湯気、温度変化、ニオイ、自律神経、アレルゲンなど、日常生活のさまざまな刺激から起こります。

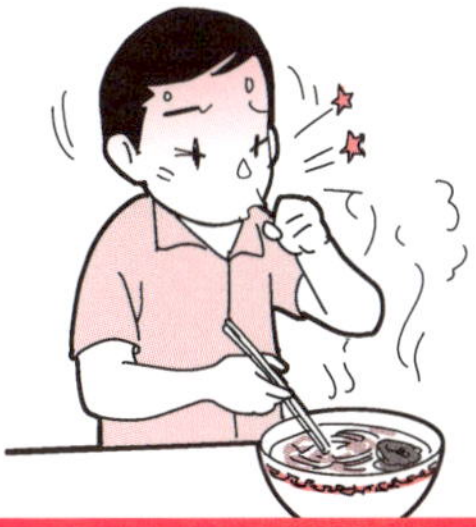

湯気の刺激

入浴中、ラーメンを食べるなど

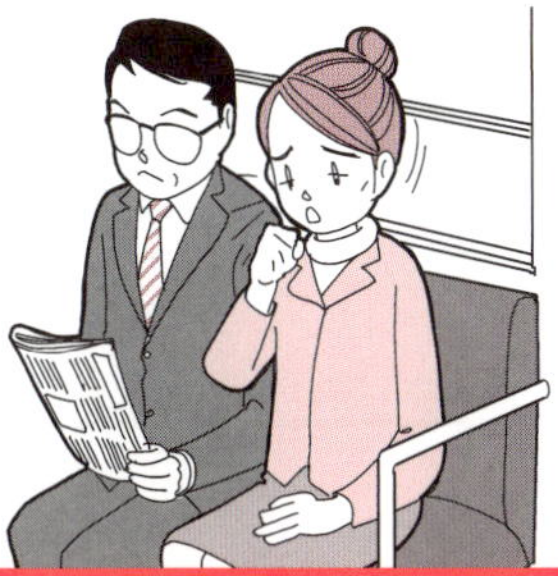

温度変化による刺激

エアコンのある部屋や電車の温度差

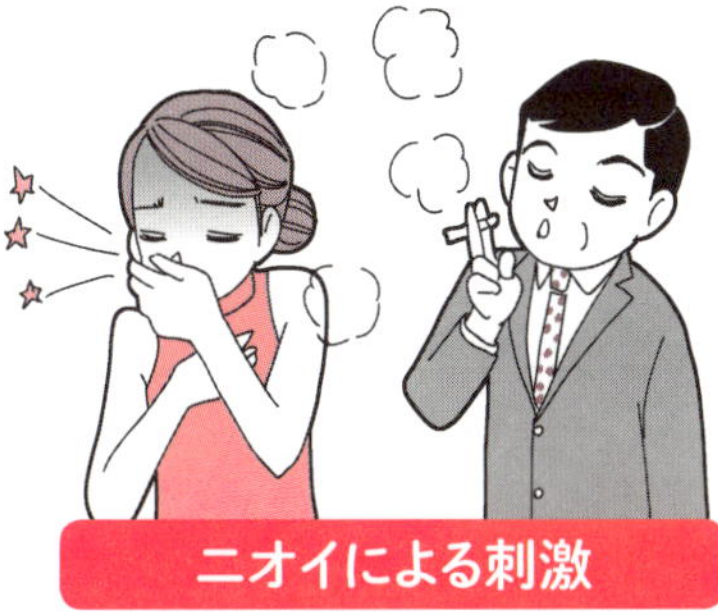

ニオイによる刺激

香水、線香、タバコ

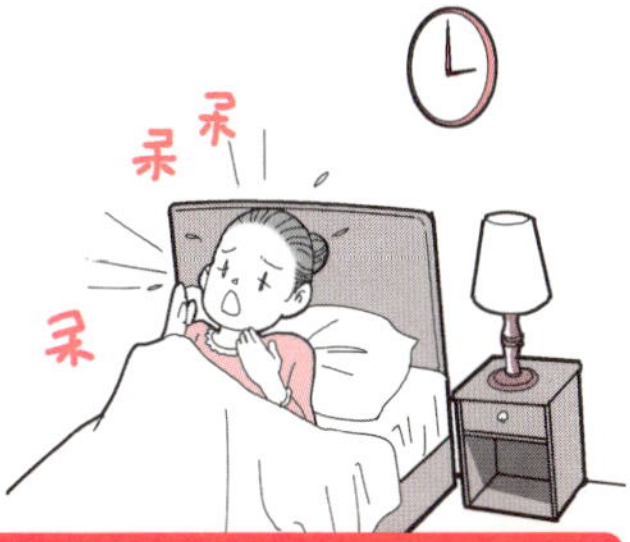

自律神経による刺激

夜中や明け方に起きる

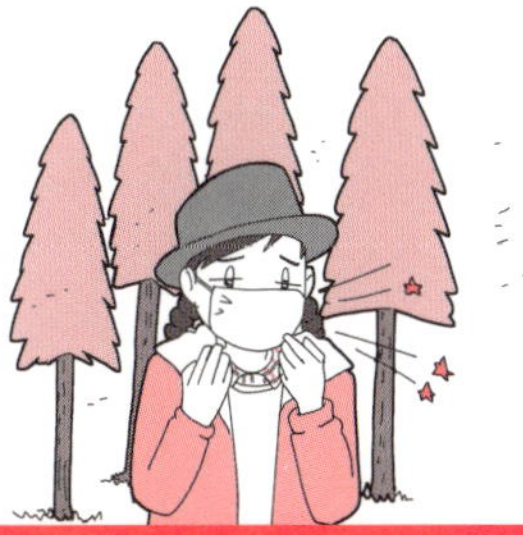

アレルゲンによる刺激

花粉、ハウスダスト、ペットなど

セキぜんそくの診断

呼吸器科でのセキぜんそくの診断は、問診と聴診後に、まずレントゲン検査などで肺がん、結核、肺炎などの重篤《じゅうとく》な病気でないことを事前に確認します。

その後、①肺機能検査（スパイロメトリー）で、肺活量、1秒量、肺年齢を測定。②呼気中一酸化窒素濃度測定（ＦｅＮＯ）で気道の炎症状態を把握。③呼吸抵抗測定装置（モストグラフ）で気道抵抗を測定し、気道閉塞の状態を検査します。これら検査以外に、血液検査でアレルギー検査を行う場合もあります。

肺年齢（10〜11ページ）を調べると、セキぜんそくを長く放置してきた患者さんは、実年齢より肺年齢のほうが高い傾向にあります。しかし、セキぜんそくであっても、正しい治療によって、肺の機能を若返らせることは可能です。

セキぜんそくの30％は、気管支ぜんそくに進行します。進行してしまう前に、早めに治療を行うことが重要です。

セキぜんそくの診断のための検査の種類

呼吸器科での診断は、問診と聴診後に、以下の検査を行います。

レントゲン検査／CT検査	・肺がん、肺結核、肺炎の可能性を除外するための検査。
①肺機能検査（スパイロメトリー）	・肺活量（息を最大限に吸い込んだあと、吐きだせる空気量） ・努力肺活量（息を最大限吸い込んだあと、できるだけ早く吐きだせる空気量） ・1秒量（1秒間に吐きだす空気量） ・肺年齢（1秒量をもとに算出した肺の年齢） ・ピークフロー（最大呼気流量） ・末梢気道病変の測定
②呼気中一酸化窒素濃度測定（FeNO）	・一酸化窒素量の計測によって、アレルギー反応で起こる気管支粘膜の炎症の程度を調べる。呼気中のNO濃度が高いほど、セキぜんそく、気管支ぜんそくである。
③呼吸抵抗測定装置（モストグラフ）	・気道全体の狭まり、抵抗検査を調べる。
その他各種検査	・血液検査（アレルギー検査）

※上記検査は、呼吸器科専門医でないと行えないものが多い。

⇒CASE11（56～57ページ）参照
セキぜんそく　小さな刺激やアレルギーが誘発する

セキぜんそくから気管支ぜんそくへ病気のステージ

セキぜんそくは、気管支ぜんそくの一歩手前の状態だとお話ししました。気管支ぜんそくの完治の可能性は数%ですが、セキぜんそくの段階であれば、適切に治療すれば完治も見込めます。

患者さんの中で多いのは、セキぜんそくなのにかかりつけの内科でカゼと診断されて、まちがった治療を続けていたり、自己判断で市販のセキ止め薬やカゼ薬を服用していたりして、炎症を悪化させてしまうケースです。一時的にセキが止まっても、数カ月するとまた再発する事例も多くあります。

特に65歳以上の患者さんは、セキぜんそくから気管支ぜんそくに進行して重篤《じゅうとく》な症状に陥りやすくなります。厚生労働省の人口動態統計によると、2016年にはぜんそくで年間約1500人の死亡者数が報告されていますが、その多くは65歳以上の高齢者です。セキぜんそくの間に、早期発見、早期治療を行うことがのぞまれます。

セキぜんそくは、気管支ぜんそくの予備軍！進行する前に完治をめざしましょう！

気管支ぜんそくが完治する可能性は数%です。セキぜんそくの段階での、早期発見、早期治療を行いましょう。

セキぜんそくの症状

・2週間以上続くセキ
・市販のセキ止めやカゼ薬を飲んでも効果がない
・呼吸をして「ヒューヒュー」「ゼーゼー」と音がでることはない
・タンはでないことが多い
・発作や呼吸困難になることはない
・夜や明け方にセキがでる
・会話、気温差、ニオイなどでセキがでやすくなる

↓

気管支ぜんそくの症状

・呼吸すると「ヒューヒュー」「ゼーゼー」と音がでる
・急にセキの発作がでる
・セキと一緒にタンがからまることがある
・気管支が狭まって、呼吸ができないと感じることがある
・季節の変わり目や気温差などの刺激で発作がでやすい

セキぜんそくの治療について

セキぜんそくの治療方法は、吸入ステロイド薬の服用が基本です。吸入ステロイド薬は、吸入器から直接肺に吸い込むため、炎症を起こした気道の粘膜に直接薬剤が届いて、炎症を抑えてくれます。ステロイド薬という名前を聞くだけで、副作用を心配する患者さんもいますが、内服薬とちがって吸入薬の場合は、きわめて少ない量で効果があり、副作用も少なく安心して使えます。気管支、肺での局所治療ですので、ステロイドによる全身的な副作用は、きわめて稀です。吸入ステロイド薬には、ドライパウダー吸入器（DPI）とエアゾール式定量噴霧式吸入器（MDI）の2種類があります。

日本呼吸器学会では、2年間の服薬治療を推奨しています。セキが落ちついてきたら、段階を経てステロイドの吸入量を少しずつ減らしていきます。セキぜんそくは、薬の服用を中途半端にやめると、カゼやインフルエンザをきっかけにして再発することがあります。医師の判断をあおぎながら、根気よく治療を続けるようにしてください。

吸入ステロイド薬の種類

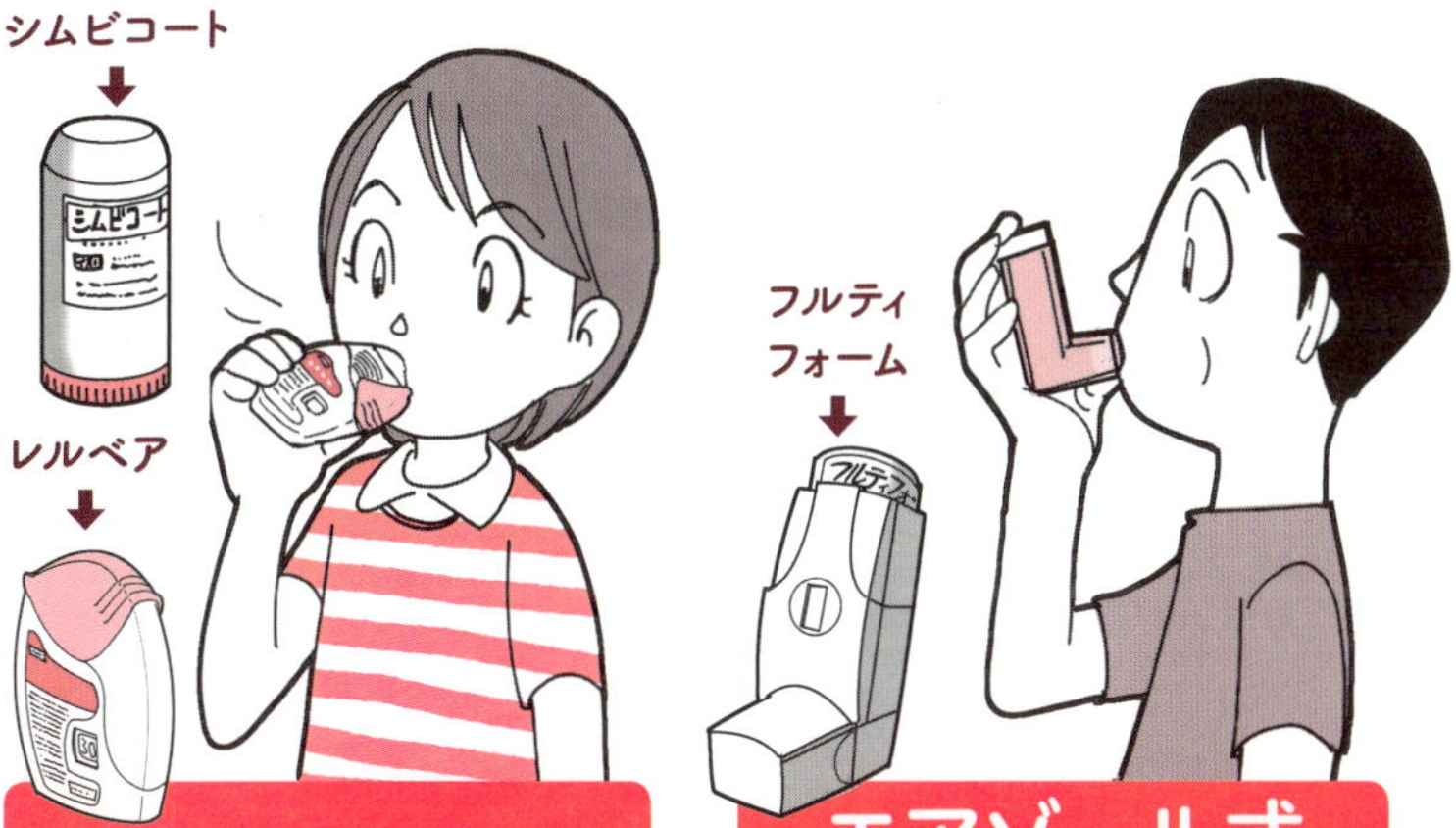

ドライパウダー吸入器(DPI)

自分の吸う力で薬剤を吸入するドライパウダータイプ。本体のレバー操作を行い、吸入口をくわえて、薬剤を早く深く吸い込む。

エアゾール式定量噴霧式吸入器(MDI)

加圧ガスによって吸入するエアゾールタイプ。吸入器をよく振ってから、息を吸い込みながらボンベを一回押してゆっくりと吸い込む。

吸入ステロイド薬の安全な使い方

- 吸入後には、かならずうがいをする
- 口に残った薬剤は、うがいでながす
- 食前に吸入し、5回以上うがいをして食事でながすと、より副作用予防効果が高い

吸入ステロイド薬の副作用

- 声がかれる
- 口内の乾燥
- 口腔カンジタ症　など
- うがいによって、上記副作用は予防が可能
- 通常使用量であれば、全身への副作用はほとんど問題がない

column 5

肺年齢95歳の女性も若返りできる!?

肺機能検査で肺年齢がだせるようになり、とても便利な時代になりました。ただ、はじめて受けた検査で、肺年齢が実年齢以上の高い年齢がでると、どの患者さんもショックを受けられることが多いようです。

肺年齢が初診時95歳という30代のセキぜんそく患者さんがいて、当初はステロイド内服薬まで必要になりました。しかし、吸入ステロイド薬による治療を継続し、ようやく30代の肺年齢に戻りました。

ぜんそくの患者さんの場合にも、適切な吸入ステロイド薬による治療の継続で肺年齢を若返らせることができます。初診時に肺年齢が95歳だった20代女性も、数カ月の吸入治療により改善し、実年齢と肺年齢が同じになりました。セキやゼイゼイという音がなくなっただけでなく、声がでるようになった、カラオケで歌えるようになったなど、ふつうの生活がとり戻せた喜びを患者さんからお聞きするたびに、ぜんそくの管理の重要さを感じています。

タバコはモチロン！受動喫煙が引き起こすセキ COPD（慢性閉塞性肺疾患）について

長引くセキの原因のひとつとして、タバコの煙などの有害物質を吸い込んで肺に炎症が起こるCOPD（慢性閉塞性肺疾患《まんせいへいそくせいはいしっかん》）が考えられます。

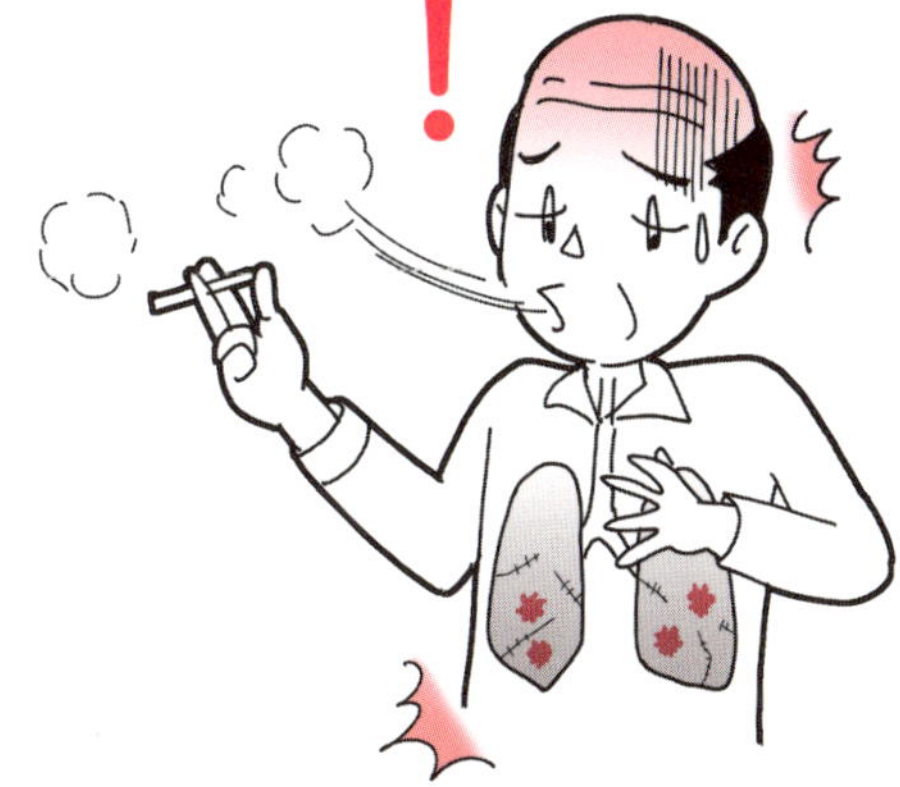

COPDについて

肺の生活習慣病COPDとは？推定約530万人の患者が存在する!?

慢《まん》性《せい》閉《へい》塞《そく》性《せい》肺《はい》疾《しっ》患《かん》、ＣＯＰＤ（Chronic Obstructive Pulmonary Disease）は、長期間にわたってタバコの煙を主とした有害物質を吸い込むことにより、気道や肺に炎症を起こす病気です。いままでは慢性気管支炎や肺気腫と呼ばれていましたが、現在は国際的にＣＯＰＤという病名で統一されています。初期はセキやタンが長く続き息苦しさを感じ、進行すると肺の中にある肺胞が破壊されて肺気腫を併発します。

肺の生活習慣病ともいわれるＣＯＰＤは、中高年の喫煙者を中心に増加する一方で、病院にかかっていない未治療の患者さんが多く、40歳以上の人の８・６％、約５３０万人の患者さんが存在すると推定されています。厚生労働省の２０１６年の人口動態統計によると、男性の死因第８位はＣＯＰＤで、死亡者数は１万２６４９人でした。ＣＯＰＤは、一度発症するともとの健康な肺の状態に戻らない病気です。早期発見で進行を防ぎ、症状をやわらげることが治療の基本となります。喫煙している患者さんは、禁煙が治療の大前提です。

慢性閉塞性肺疾患COPD

C hronic ▶ 慢性
O bstructive ▶ 閉塞性
P ulmonary ▶ 肺
D isease ▶ 疾患

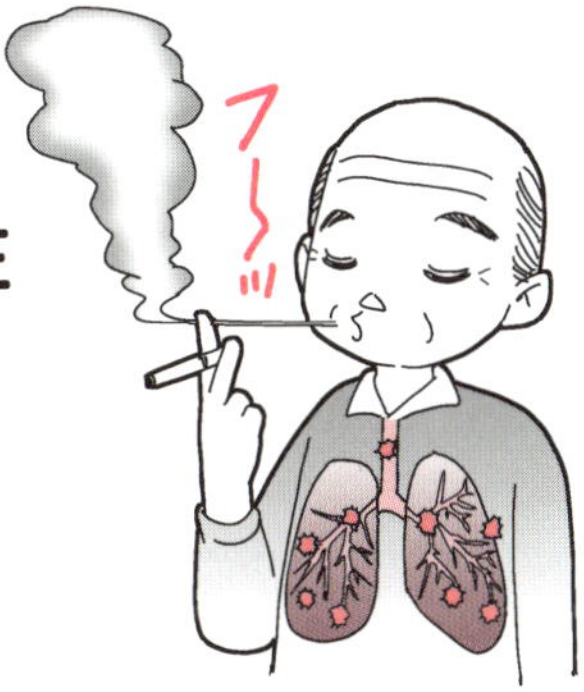

慢性閉塞性肺疾患COPDとは

40歳以上の有病率
8.6%
（2001年、NICEスタディ）

推定患者数
約530万人
（2001年、NICEスタディ）

男性の死因
第8位
（厚生労働省2016年人口動態統計）

死亡者数
1万2649人
（厚生労働省2016年人口動態統計）

2030年には世界の死亡原因の
第3位（死亡原因の8.6%）になると予想
（WHO WORLD HEALTH STATISTICS 2008）

別名「タバコ病」といわれるCOPDの原因

ＣＯＰＤの最大の原因は、喫煙です。喫煙者の15～20％がＣＯＰＤを発症します。若いころからタバコを吸っている人や喫煙歴が長くて1日の喫煙本数が多い人ほど、肺機能が低下してＣＯＰＤになりやすく、病気の進行を左右します。また、高齢者になるほど有病率が高くなる傾向にあります。

ほかに微粒子状物質ＰＭ２・５をはじめとした大気汚染も、ＣＯＰＤを引き起こす原因と考えられています。ＰＭ２・５は、髪の毛の太さの30分の1ほどのきわめて小さな粒子のため、肺の奥深くにまで入り込みやすく、気道や肺胞をおかします。

ＰＭ２・５といえば中国大陸からの飛来がよく話題となりますが、日本禁煙学会によると、喫煙ＯＫの居酒屋の店内やタクシーの車内で喫煙した場合、ＰＭ２・５がひどいときの北京市の大気水準と同程度、またはそれ以上になると報告されています。喫煙者のいる家庭では非喫煙者の家族が発症する事例もあり、受動喫煙が大きな原因となっています。

日本におけるCOPD有病率

日本人のＣＯＰＤ有病率は、喫煙者、喫煙経験者、高齢者ほど高い傾向にあります。

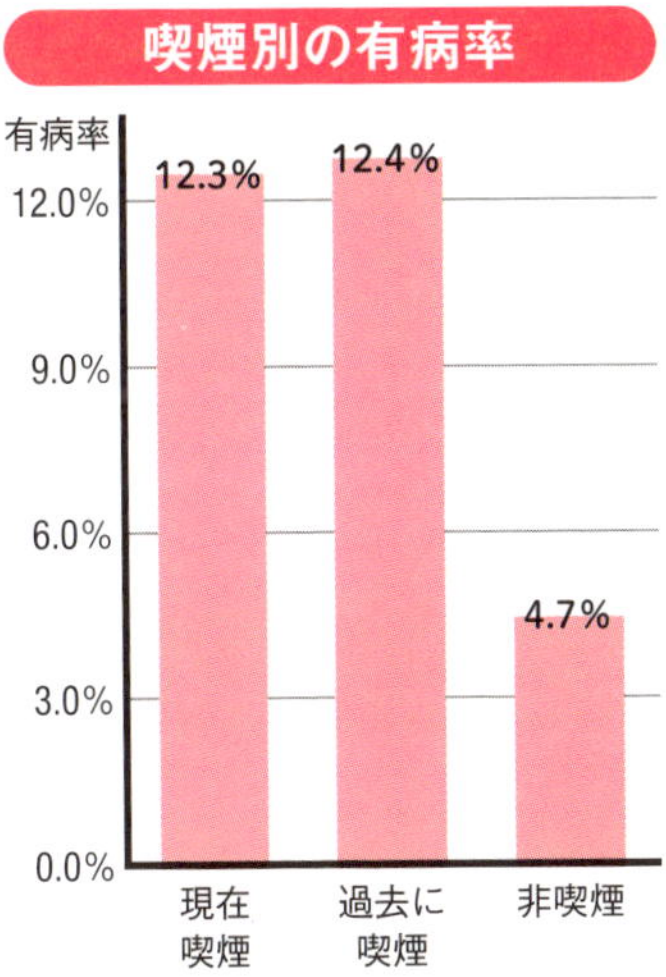

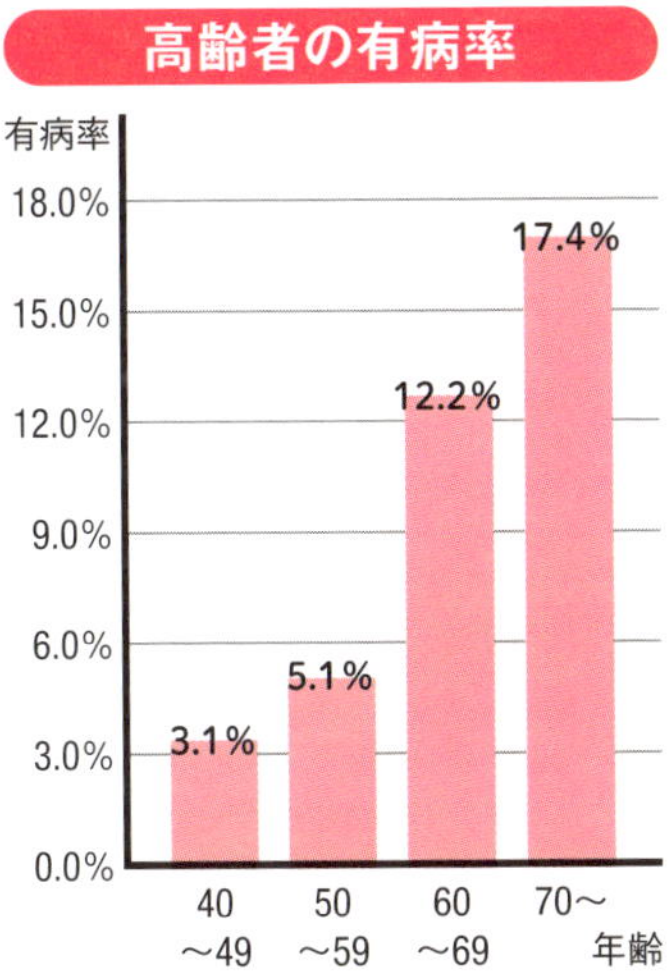

出典：福地ら、NICE スタディ．2001 年、一般社団法人 GOLD 日本委員会ホームページより

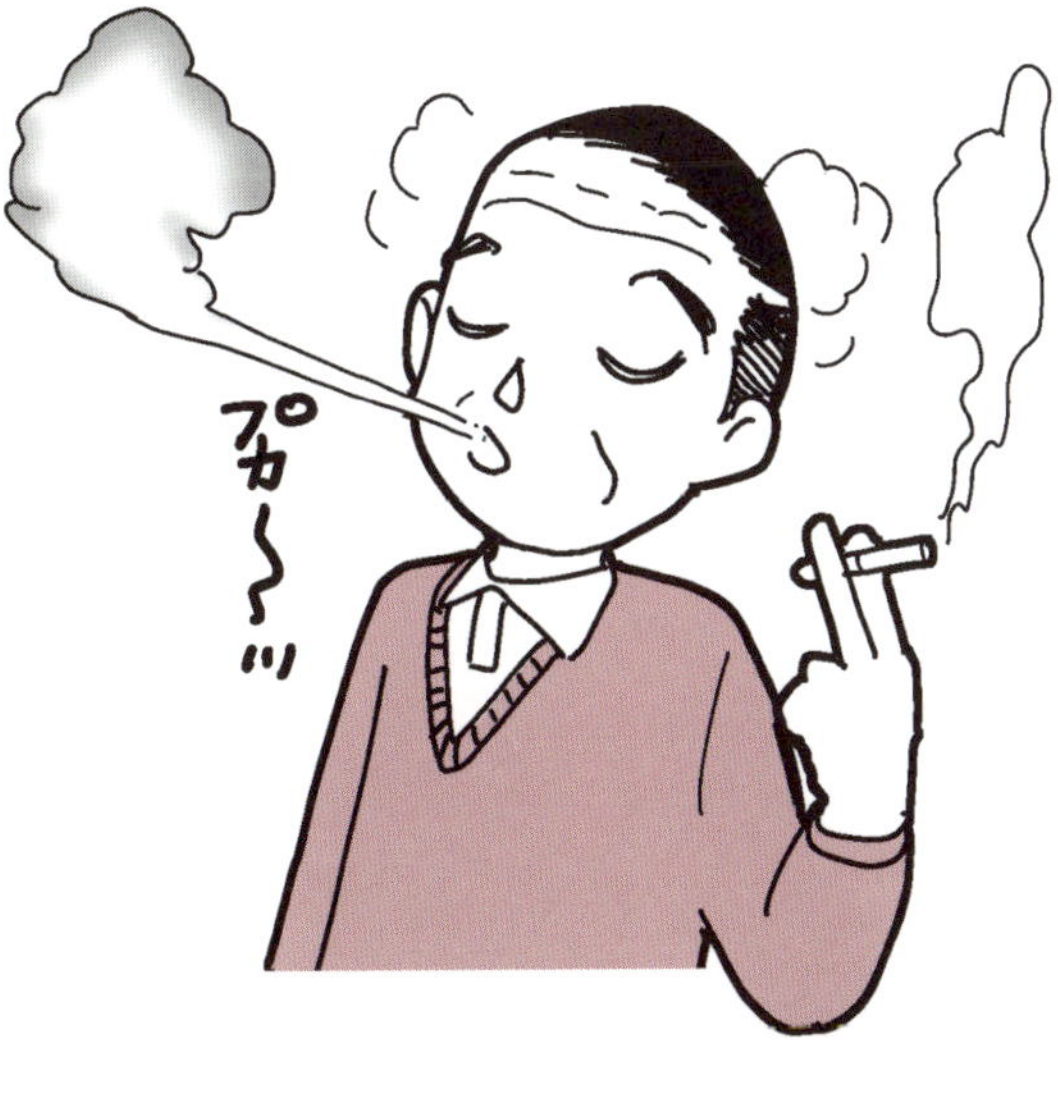

COPDの兆候

ＣＯＰＤは、気管支の炎症が進行する「慢性気管支炎」と、肺胞の炎症が進行する「肺気腫」のふたつのタイプがあり、両方を併発しているケースもあります。

ＣＯＰＤの初期では、気道の炎症からはじまり、セキやタンが続く、階段や坂道で息切れがする、カゼにかかりやすいなどの兆候があらわれます。初期ではX線で異常が見つからなくても、呼吸器科専門医によるＣＴ検査で見つかる可能性があります。一部には、ぜんそく患者さんのようにゼーゼーいったり、とつぜん呼吸困難に陥ったりもします。

喫煙者の場合はカゼやタバコのせいにして病院にかからず、症状がもっと悪化してから受診することが多く、そのときには肺胞にまで炎症が進行して肺機能が低下していることが多いです。着替えでも息切れがするというように重症化すると、肺気腫によって肺全体の細胞が溶けるように破壊され、ＣＴ画像をとると真っ黒な状態に写ります。ＣＯＰＤは、肺以外にも全身に症状を引き起こす怖い病気です。早期発見、早期治療がのぞまれます。

COPDはゆっくりと進行していき、もとには戻らない病気です

しかし、治療することで病気の進行を止めることができます

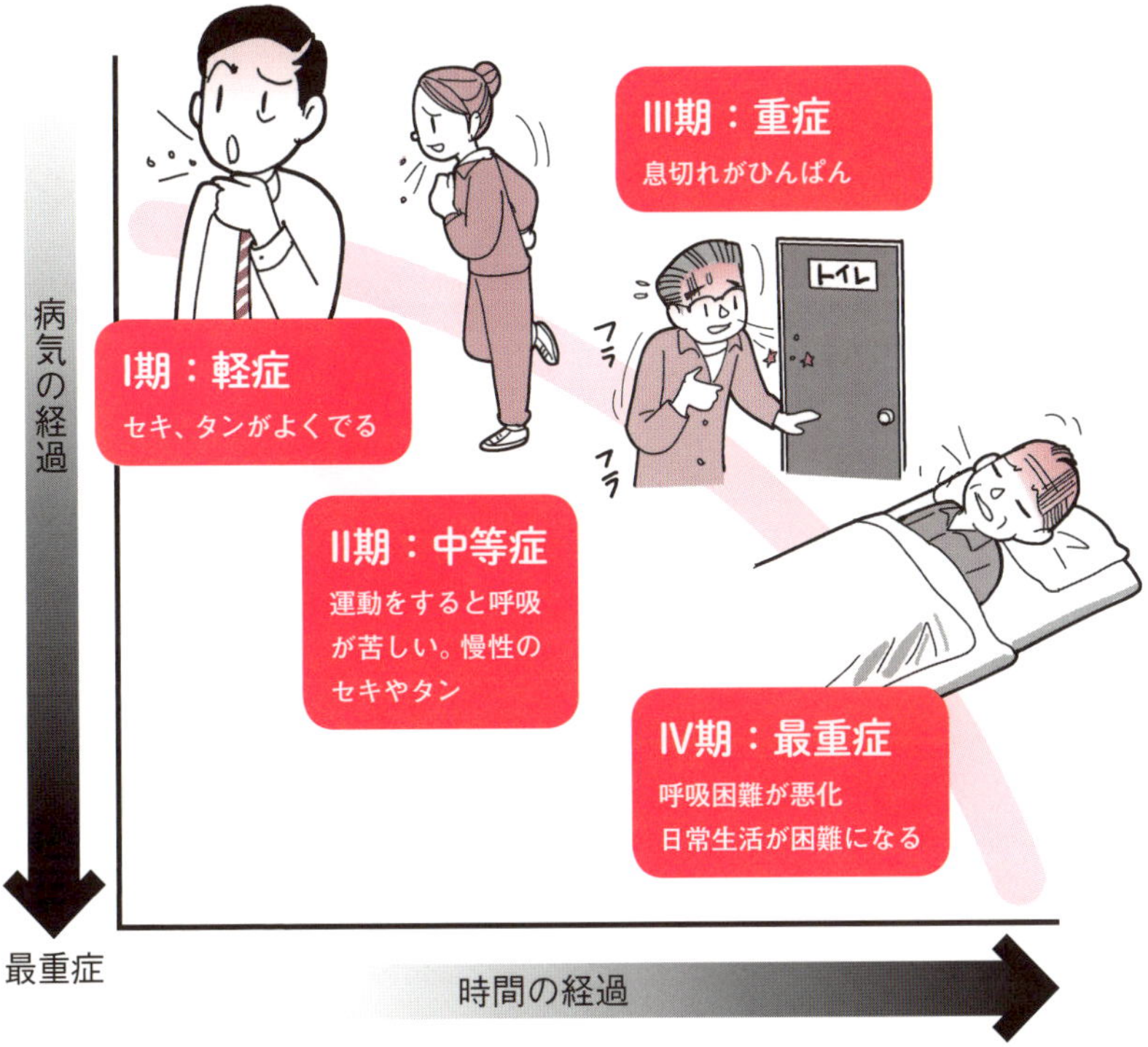

⇒CASE 3（40 ～ 41 ページ）参照
COPD（慢性閉塞性肺疾患《まんせいへいそくせいはいしっかん》） 家族の喫煙が受動喫煙を引き起こす

病気のステージと治療方法

ＣＯＰＤは、呼吸機能検査（スパイロメトリー）で、肺活量と息を吐くときの空気の通りやすさを調べる検査とその症状によって総合的に診断し、Ⅰ〜Ⅳ期の重症度判定を行います。治療の基本は、禁煙治療です。喫煙者はもちろん受動喫煙による患者さんには、家庭や職場環境での禁煙を徹底していただきます。治療の最大の目的は、ＣＯＰＤの進行を遅らせて症状を緩和し、ＱＯＬ（生活の質）を改善することにあります。症状にあわせた薬物治療では、気管支を拡げて呼吸しやすくする気管支拡張薬、炎症を抑えるための吸入ステロイド薬、タンをとる去痰薬、感染症防止のためのワクチンなどを使用します。ほかに運動療法を中心とした呼吸リハビリテーション、肺機能の低下が著しくふつうの生活でも呼吸困難に陥ってしまうⅣ期の患者さんには在宅酸素療法を行います。これら内科的治療を行っても症状が改善されない一部の患者さんには、破壊された肺の一部を切除する外科的手術を行うこともあります。また、欧米では肺移植の適応となることもあります。

COPDのステージと治療方法

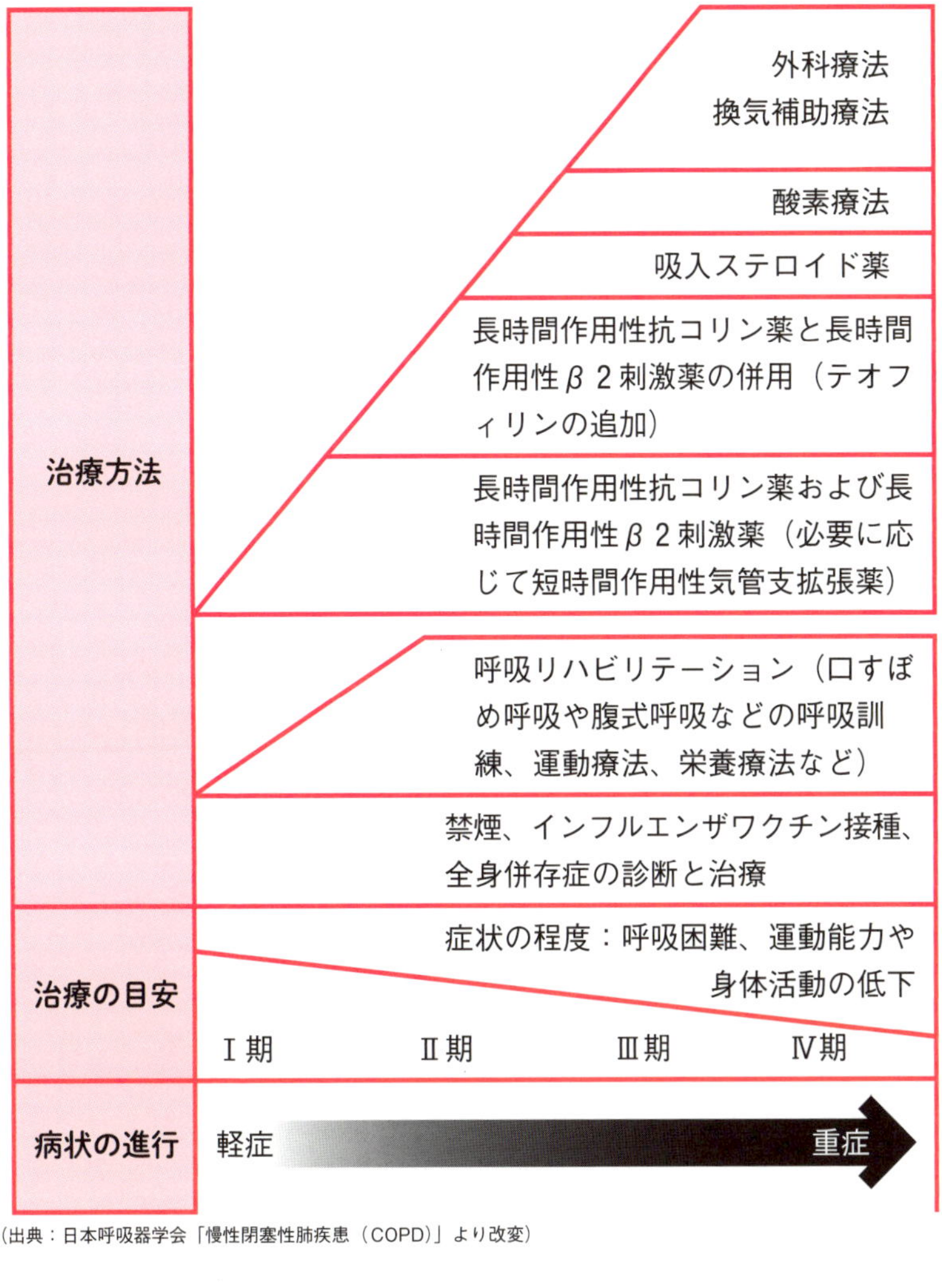

（出典：日本呼吸器学会「慢性閉塞性肺疾患（COPD）」より改変）

column 6

家族、仲間、会社から、広がる禁煙の輪

COPDは、喫煙者のみならず、受動喫煙やPM2.5でも発症します。近年は、喫煙によって衣服や髪の毛に付着したタバコの煙による「三次喫煙」の影響が注目されています。日本禁煙学会は、非燃焼・加熱式タバコや電子タバコなどの「新型タバコ」も体内に有害物質が吸引されるため、推奨できないという見解を発表しました。

当クリニックには禁煙外来があります。生まれてくる子どものために禁煙したいという30代の男性、一緒に禁煙をはじめるというご夫婦など、家族のために禁煙を決意する方が増えていて、うれしい限りです。

タバコがまずくなる禁煙補助薬チャンピックスのおかげで、禁煙に成功する患者さんも多くなりました。そして、禁煙に成功した患者さんが、会社の仲間や上司、部下を連れてきてくださるケースも増えました。何歳であっても、遅すぎることはありません。禁煙を思い立ったその日が、いちばんのチャンスです。

第6章

つらい！
セキやタンを楽にしたい

つらいセキやタンを少しでも楽にするために、日常生活でできることや、悪化しないための予防方法をアドバイスします。

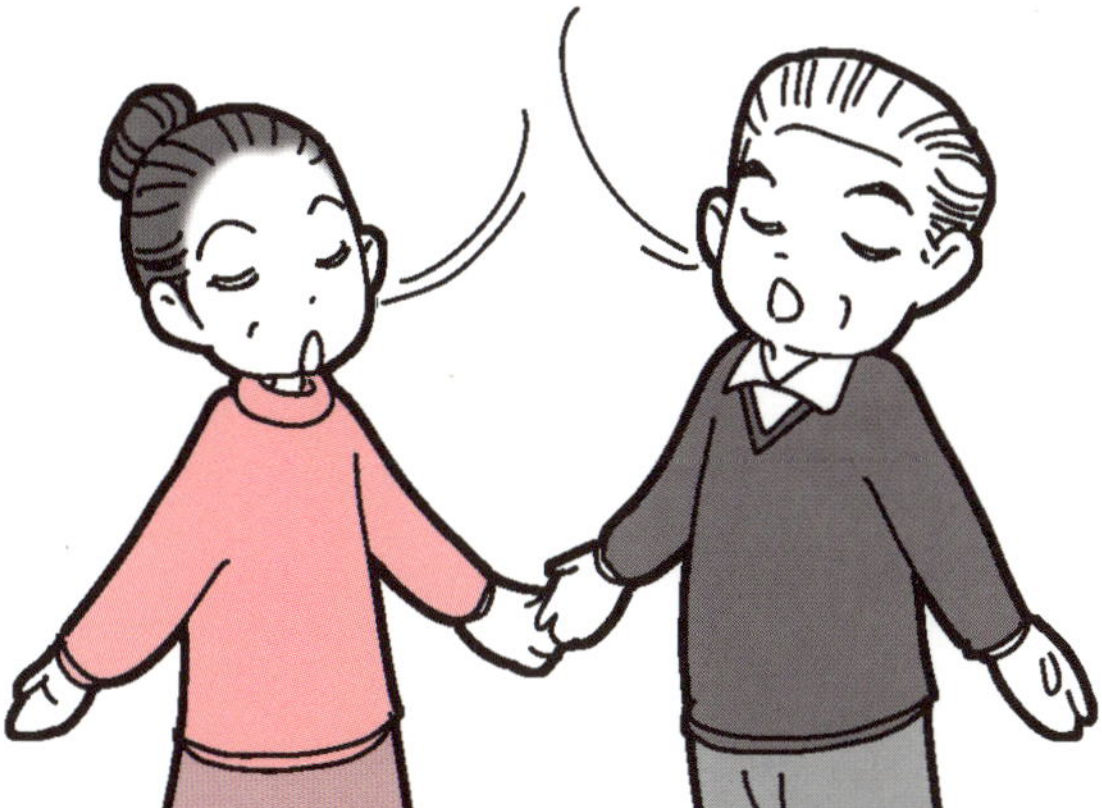

セキ、タンがでやすい生活環境の注意①
日常の小さな刺激を避ける

序章「セキの原因チェックシート」（12～13ページ）にあるように、炎症を起こして敏感になっている気道は、運動、気温差、香りなど、驚くほどさまざまな日常生活の中の小さな刺激によって、セキを誘発します。日常生活の中で、セキがでやすい小さな刺激を避けるように、なるべく生活環境を整えましょう。

寒暖差に関しては、7℃の温度差で寒暖差アレルギー（血管運動性鼻炎）を、3℃の温度差でぜんそくを生じやすいという報告もあります。また、会話、笑い、ラーメンの湯気でセキ込む患者さんも多くいます。刺激を受けて、いちどセキがではじめると、止まらなくなる場合もあります。

刺激から起こりやすくなるセキやタンを予防するには、鼻呼吸を行う（132ページ）、刺激から気道を守るためにマスクを着用する（120ページ）、免疫力をあげるために湿気のあるプールでの水泳や軽い適度な運動を行う（130ページ）ことがおすすめです。

さまざまな刺激から起こりやすくなるセキやタンを予防するために

さまざまな刺激を避けるためにふだんの生活から予防しましょう。

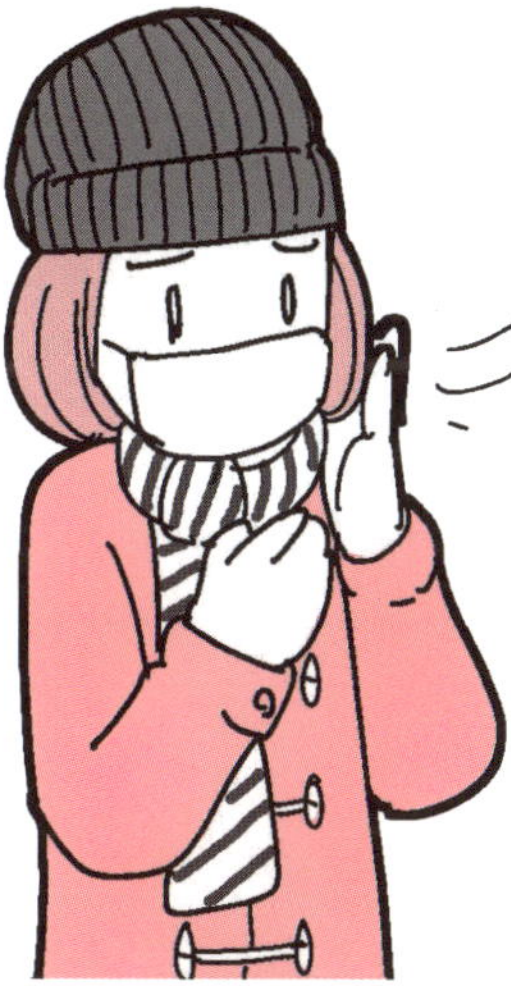

刺激から気道を守るために
マスクを着用する

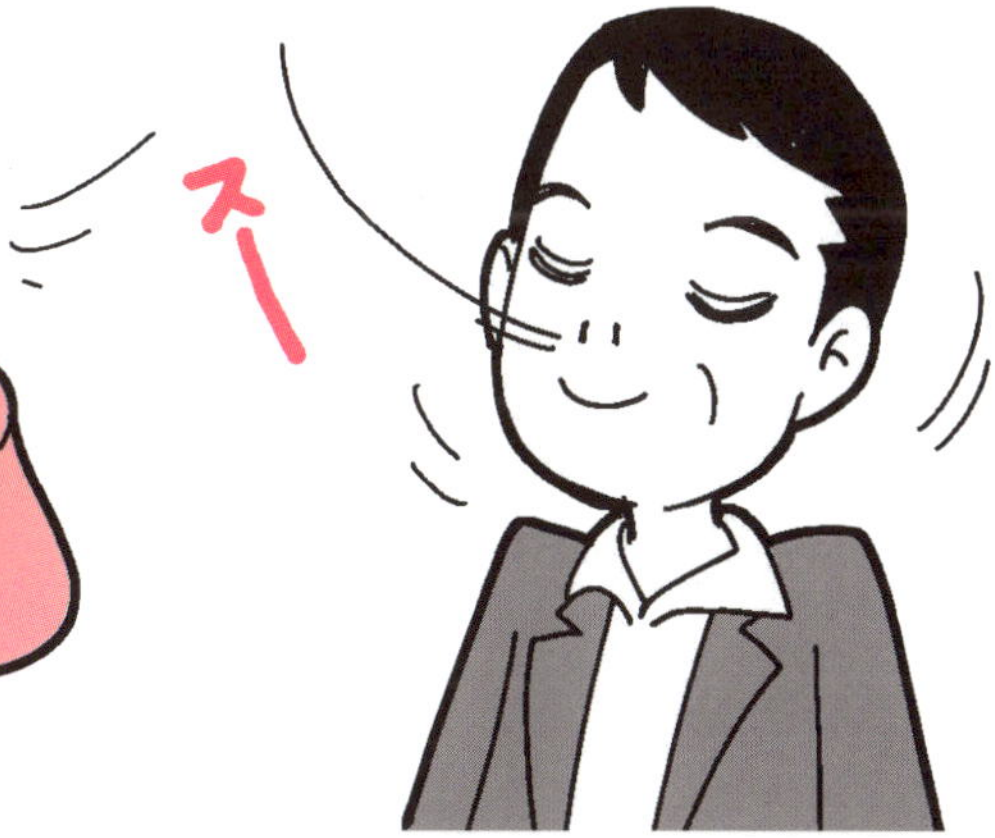

鼻呼吸を行う

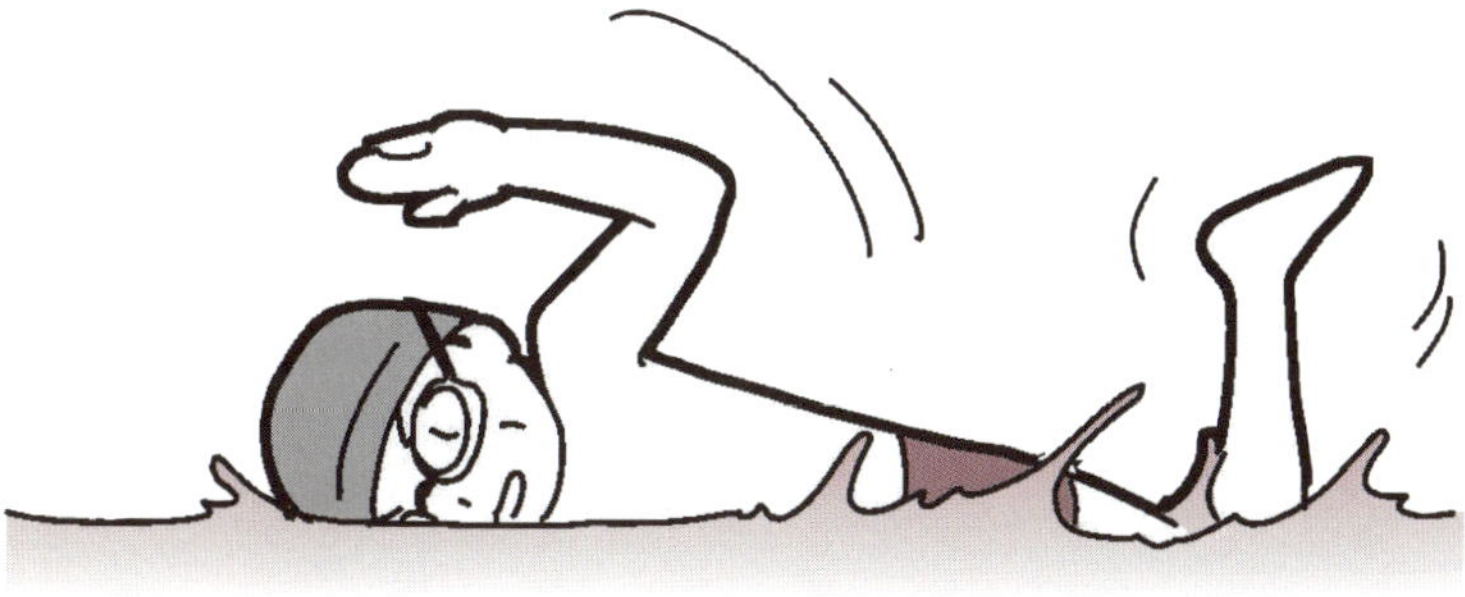

免疫力をあげるために湿気のある
プールでの水泳や軽い適度な運動を行う

セキ、タンがでやすい生活環境の注意②
お部屋の掃除

ダニ、カビ、ハウスダストが原因で、気管支ぜんそくや夏型過敏性肺炎（158ページ）などのアレルギー性の呼吸器の病気にかかっている患者さんは、家庭内の生活環境を見直しましょう。カーペット、布製ソファ、フトンや枕、ザブトン、クッションには、アレルゲン（アレルギー反応を起こさせる物質）となるダニが多くひそんでいます。掃除機でホコリを吸いとり、カーテンやぬいぐるみは、定期的に洗濯しましょう。

カーペットの繊維がハウスダストを吸着して空中に舞いあがりにくくするという報告がありますが、吸着率が高いと、それだけハウスダストをため込みやすくなるということでもあります。日本アレルギー学会では、ぜんそくなどのアレルギー疾患の患者さんにはフローリングを推奨しています。掃除する際は、ホコリがいきなり舞いあがらないようにゆっくりと掃除機をかけて、少なくとも3日に1回は掃除します。過敏になりすぎる必要はありませんが、患者さんには生活環境の衛生管理が命綱です。衛生的な環境を心がけましょう。

家庭環境でセキを引き起こしやすいもの

家の中にあるもので、刺激となってセキを引き起こしやすいものにはこんなものがあります。

・カーペット
・布製ソファ
・フトンや枕
・ザブトン
・クッション
・ベッドのマットレス
・カーテン
・ぬいぐるみ
・ペット(ネコ、イヌ、ウサギ、ハムスターなど)
・観葉植物
・エアコンフィルターのカビ
・浴室や洗面所のカビ
・建材、壁紙などの化学物質
・煙草の煙

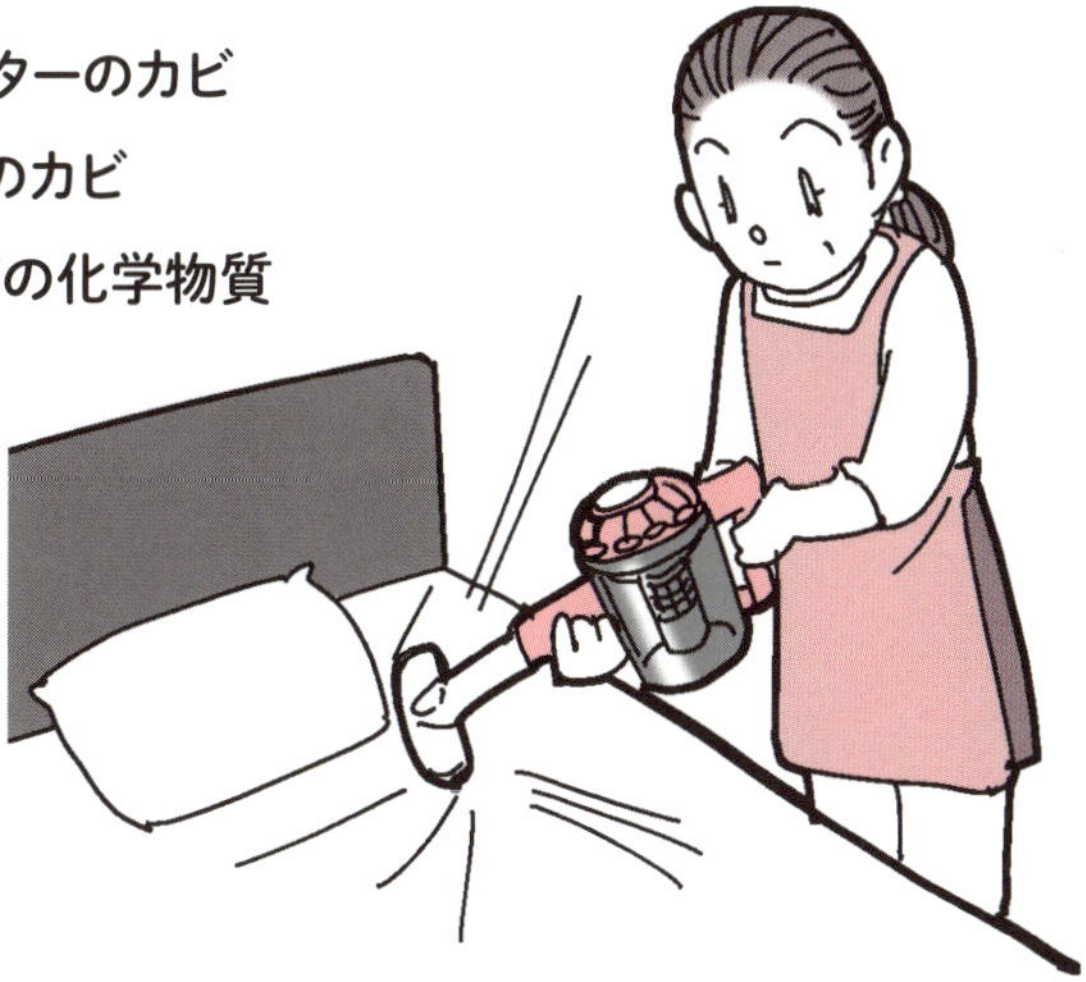

セキがでるときに寝やすくする工夫

カゼ予防には、7時間以上の睡眠がのぞましいといわれています。アメリカの研究結果では、1日の睡眠時間が7時間以上ある場合に比べて、6時間未満だとカゼにかかるリスクが4・2倍、5時間未満だと4・5倍になると報告されています。睡眠不足が続くと体力が低下し、ウイルスや細菌への免疫機能が弱くなります。

すでに長引くセキで苦しんでいる患者さんは、夜中や明け方にでるセキで眠れないことが多くあります。十分な睡眠がとれないと、さらに免疫機能が低下して、セキがでるという悪循環に陥ります。締めつけないパジャマや、清潔な寝具を使うと、体への負担を軽減します。マスクでノドを守り、加湿器で部屋全体の乾燥を防いで、寝室の環境も整えてください。

セキがひどいときには、枕やマットレスを利用して上半身を起こした姿勢にすると、横隔膜がさがり、呼吸面積が広がることによって、呼吸が楽になります。また、下半身をさげることによって血液が心臓へ戻るのを少なくし、肺に負担がかかりません。

呼吸が楽になる座位

体を横にして寝ていてセキがでてつらいときには、半座位や起座位にすると呼吸が少し楽になって体をやすめることができます。

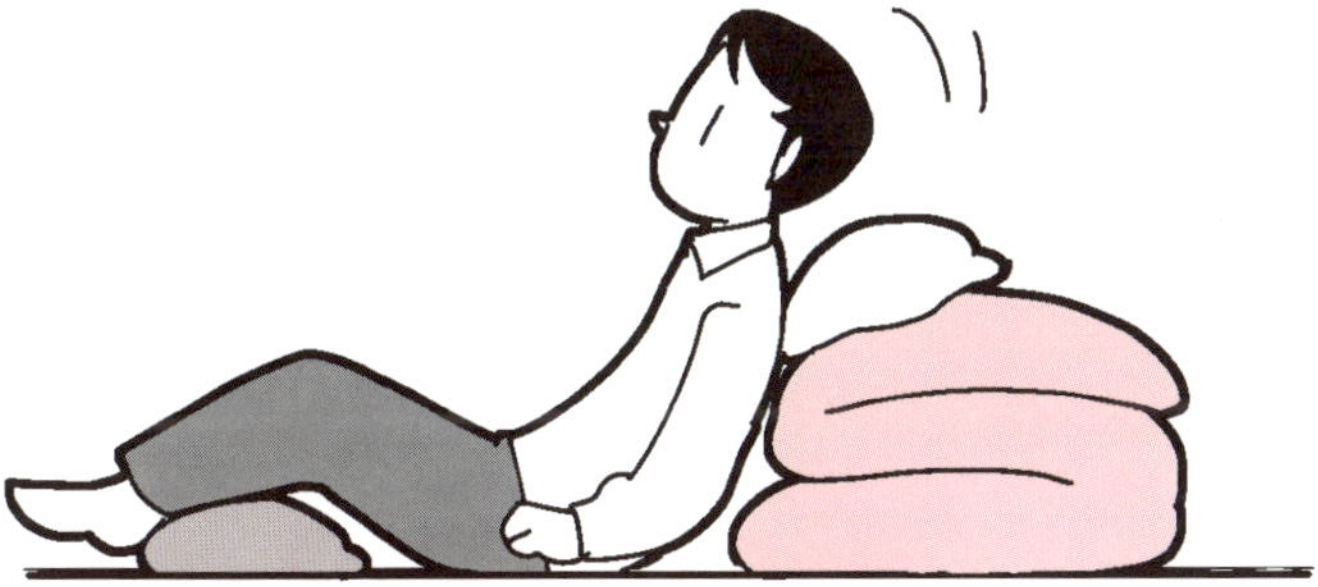

半座位《はんざい》（ファーラー位）

・30 ～ 45 度前後に上半身を起こして、うしろに寄りかかる姿勢をとる
・フトンや枕をまるめて、背中や肩の下に入れると上半身を起こしやすい
・小さな枕を足元に置くかヒザを 15 度ほど曲げて体がずれにくくする

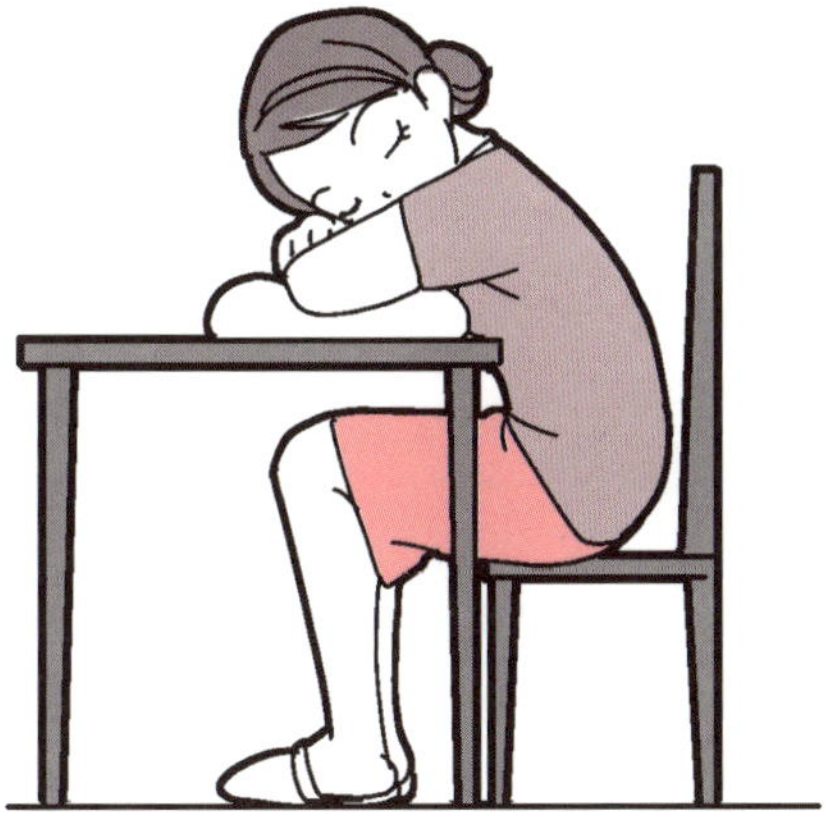

起座位《きざい》

・前傾姿勢でテーブルなどに寄りかかる
・テーブルなどに枕をおいておくとよい
・心臓に戻る血液が少なくなって、肺のうっ血が軽減される

上手にセキをだす方法 セキはがまんしない！

セキは、タンがあるかないかで、乾性咳嗽《かんせいがいそう》と、湿性咳嗽《しっせいがいそう》のふたつに分けられます。乾性咳嗽は、セキぜんそく、胃食道逆流症、ACE阻害薬の副作用などがあげられます。湿性咳嗽は、気管支ぜんそく、慢性気管支炎、肺炎、COPD、副鼻腔気管支症候群などの病気があげられます。

「セキはなるべくがまんしたほうがいい」という勘ちがいが流布しているようですが、これは、骨粗鬆症《こつそしょうしょう》の高齢者が強めのセキをしただけで肋骨を骨折することがあることから、拡大解釈されているのかもしれません。

セキは異物を除去しようとする生体反応なので、セキ止め薬などで無理に止めてはいけません。セキをする回数をがまんする必要もありません。ただし、タンをともなう湿性のセキの場合は、タンを排出できるように上手にセキをする必要があります。タンを上手に排出させるセキは、106ページでご紹介します。

セキの種類

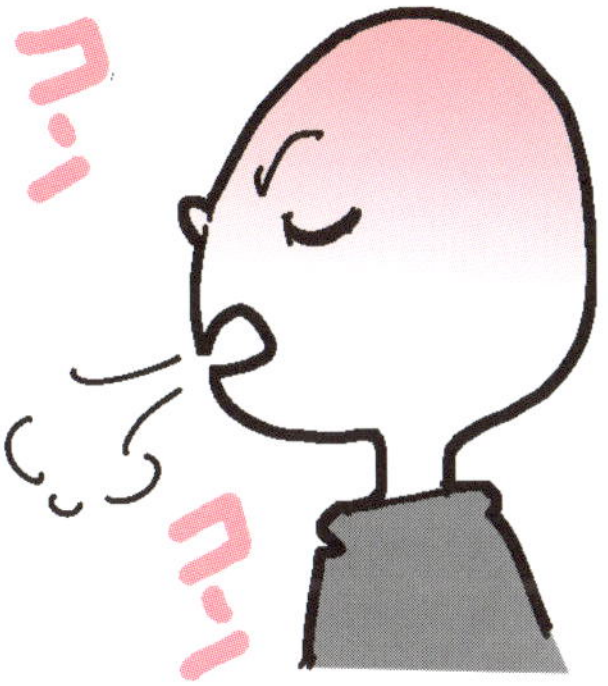

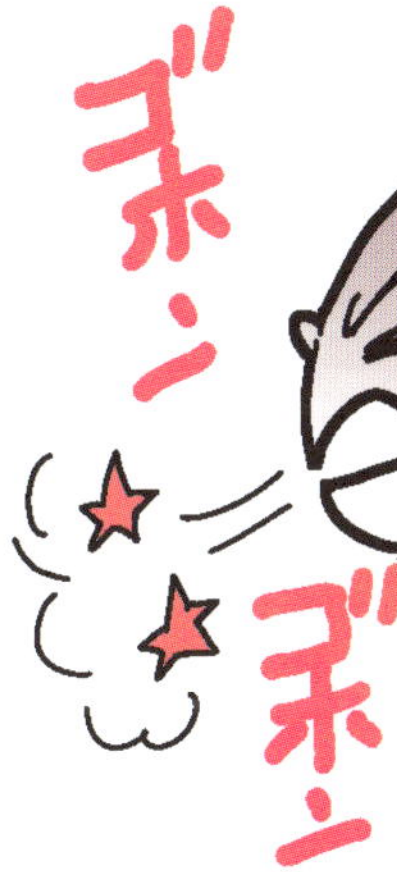

乾性咳嗽

「コンコン」という、タンがでない、
乾いた軽いセキ

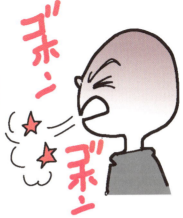

湿性咳嗽

「ゴホンゴホン」という、
タンがからんだ、湿った重いセキ

セキの注意点

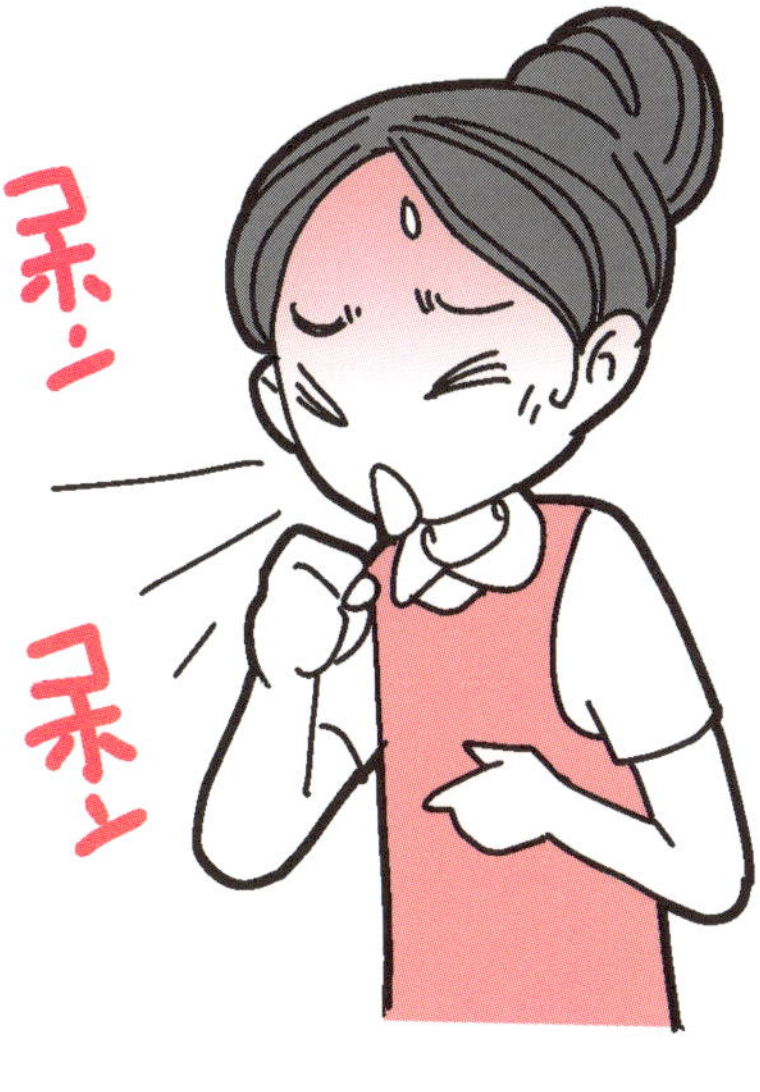

・気道を乾燥させない

気道が乾燥すると、セキがでやすくなる。少量の水やお茶で気道を湿らせるようにする。室内に加湿器などを置く。

・セキはがまんしない

セキをする回数をがまんしない。セキ止め薬で無理にセキを止めない。

タンをだしやすくするためのポイント

タンがたまると、呼吸困難の原因にもなります。

気道が乾燥して水分が不足すると、タンが粘りを増してますます排出しにくくなります。先の105ページで説明したように、気道に湿り気を与えてタンを喀出《かくしゅつ》（吐きだし）しやすくする環境づくりを行います。

セキをしてうまくタンをだすためには、うつむいて、まず気道に張りついたタンをはがすように「ゴホンゴホン」と深いセキをします。そのあと、はがれたタンを口へ押しだすようにもういちどセキをします。

また、タンが絡むときには、
①前かがみになって座って、介護者の手のひらで背中に衝撃を与えてもらう
②自分で胸部に手のひらで衝撃を与える
のいずれかの方法で、気道内のタンの排出をうながすタッピングという方法もあります。

セキでタンを排出する方法

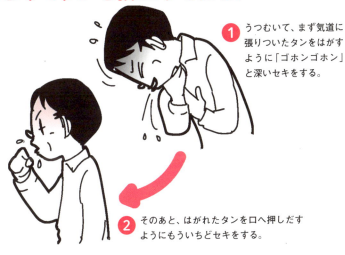

❶ うつむいて、まず気道に張りついたタンをはがすように「ゴホンゴホン」と深いセキをする。

❷ そのあと、はがれたタンを口へ押しだすようにもういちどセキをする。

タッピングでタンを排出する方法

タンがとれないときは、介護者に背中をタッピングしてもらうか、自分で胸部をタッピングして衝撃を与えてとれやすくする。

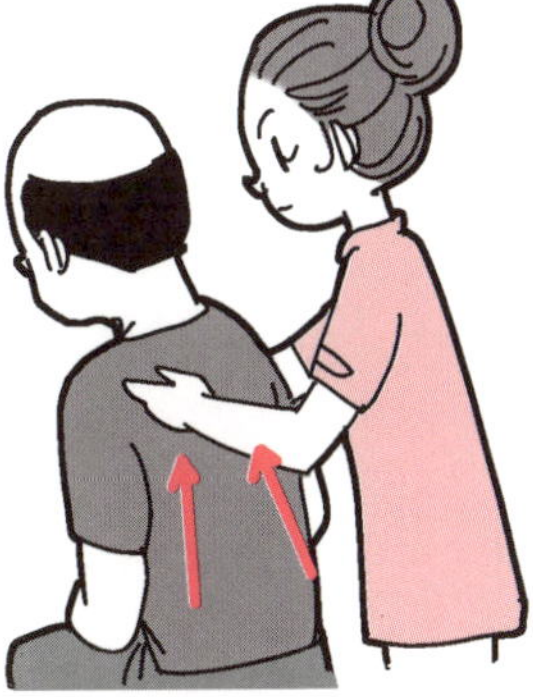

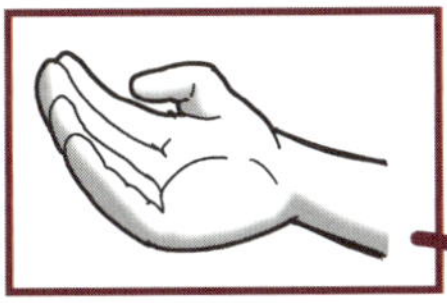

タッピングする手は、指をそろえて手のひらをおわん型にくぼめ、リズミカルに振動を与えるようにタッピングする。

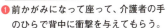

❶ 前かがみになって座って、介護者の手のひらで背中に衝撃を与えてもらう。

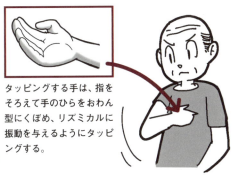

❷ 自分で胸部に手のひらで衝撃を与える。

セキがでるときの入浴の注意

セキやタンをだしやすくするためには、湿気があるほうがいいのですが、入浴に関しては注意が必要です。

入浴時の湯気、急激な温度差が原因となってセキがでてしまうこともあります。浴室と脱衣所との温度差をなくすようにしましょう。

湯船に浸かると、水圧の影響でセキが悪化する患者さんもいらっしゃいます。セキがあまりひどくないときには、湯船に浸かってもよいのですが、あまり長い時間は入浴しないほうがいいでしょう。

ただ入浴には、セキでつかれた筋肉をときほぐし、リラックスさせてくれる効果があります。入浴時間を短くしたり、シャワーだけで済ませたり、セキの程度に応じて調整するようにしてみてください。入浴できないときは、湿らせたタオルを電子レンジで温めてホットタオルをつくり、顔や体をふくだけでもずいぶん気分がちがってきます。

セキやタンがでるときの入浴時の注意

セキやタンがでるときの入浴にはいくつかの注意が必要です。

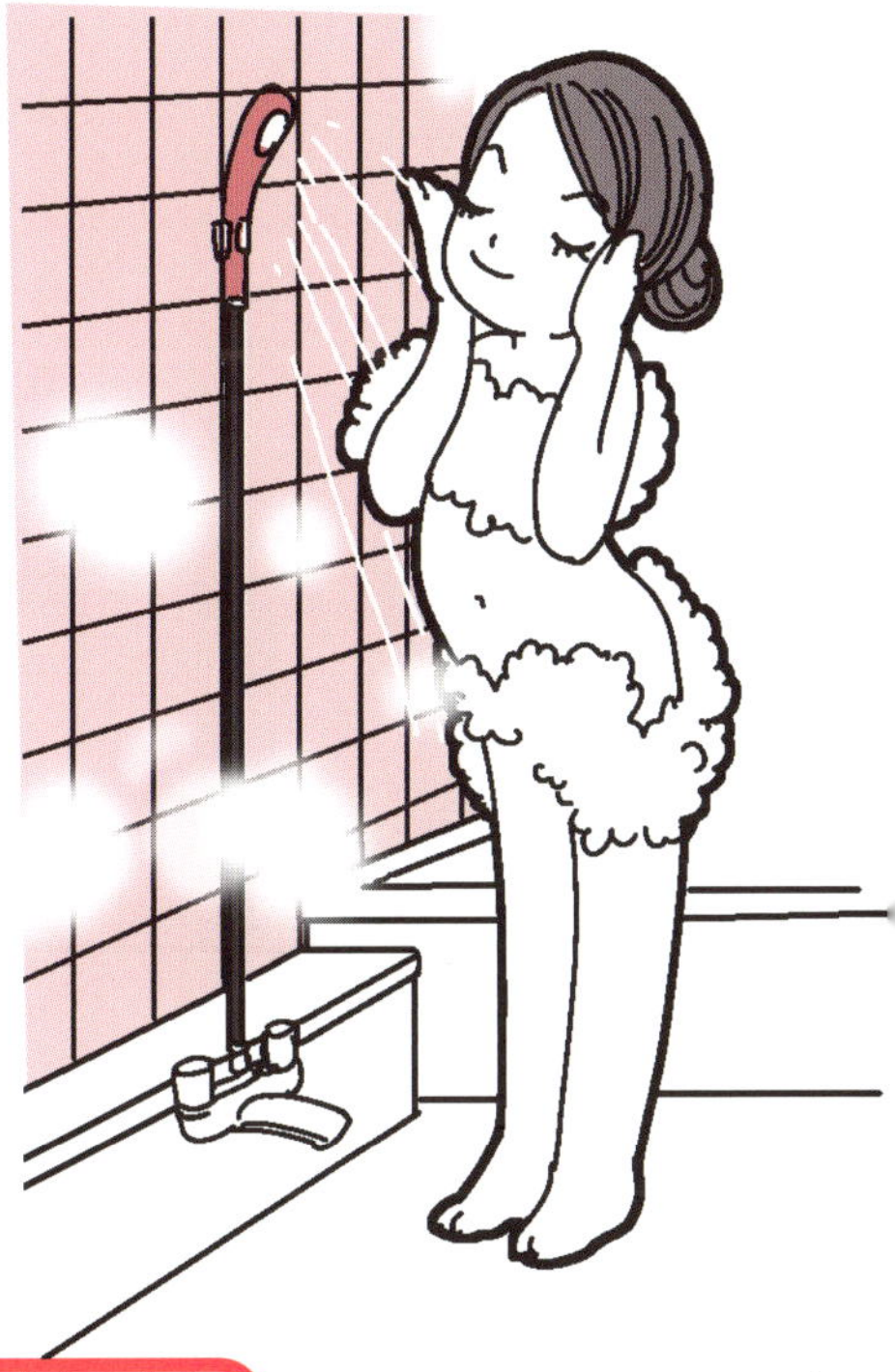

- 浴室と脱衣所の急激な温度差をなくす
- カビを発生させないように、浴室の通気をよくして清潔に保つ
- 長い時間の入浴はしない
- セキの程度に合わせて、シャワーだけにするか入浴時間を短くする

⇒CASE 8（50 ～ 51ページ）参照

非結核性抗酸菌症（肺マック症）

健康診断の胸部レントゲン検査で偶然見つかる

結核に似たマック菌は、浴室やシャワーヘッドのぬめりに幅広く生息し、水蒸気から肺に侵入して感染するので注意が必要。長引くカゼ症状が気になったらすぐ呼吸器科に受診を！

効果のある
食べもの

セキに効果が期待できるおもな食べもの

昔からカゼをひくと、はちみつがいいといいますが、実際はちみつには抗炎症作用や抗酸化作用があり、気管支の炎症をおさえてくれる効果があります。海外の調査では、医療用のセキ止め薬であるメジコンより有効であるという報告もあります。

タマネギには、ポリフェノールの一種であるケルセチンという抗酸化物質が多く含まれています。ヒスタミンを抑制してくれる抗酸化物質は、アレルギーによるセキに効果的です。ほかに抗酸化作用のある食品は、トマト、コーヒー、新鮮な緑黄色野菜、くだものです。トマトジュースの飲用によって血中リコピン濃度が上昇した結果、ぜんそくの症状改善が見られたという研究報告があります。コーヒーには、気管支拡張作用のあるテオフィリンと同じ効果があることがわかっています。また、ヨーグルトには免疫に対する作用から、セキに対しても期待できます。民間療法でセキによいといわれている食品は多くありますが、医学的エビデンス（証拠）のあるものは限られていますので注意が必要です。

セキに効果のある食べもの

・はちみつ
・タマネギ
・ヨーグルト
・トマト
・コーヒー
・緑黄色野菜
・くだもの

※はちみつは、1歳未満の乳児には絶対にあたえないでください。

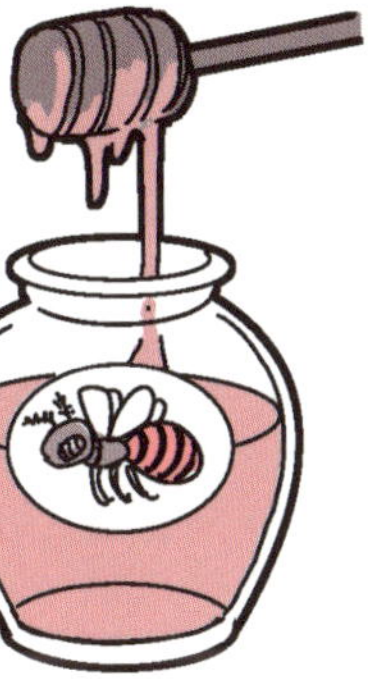

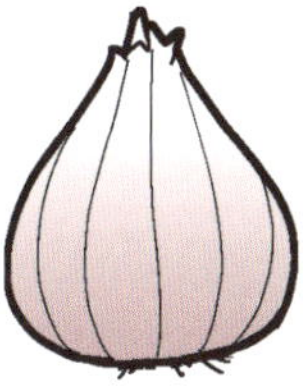

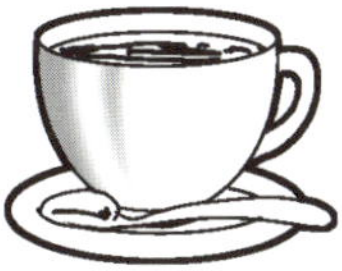

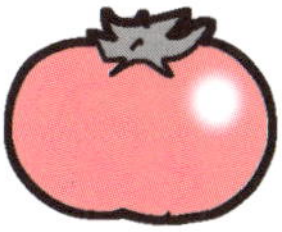

飲み込む力を助ける食べもの

・鶏レバー
・ほうれん草
・アスパラガス
・ブロッコリー
　スーパースプラウト

※葉酸には、飲み込む力である嚥下《えんげ》反射を改善する効果がある。誤嚥性肺炎《ごえんせいはいえん》のリスク予防に役立つ。

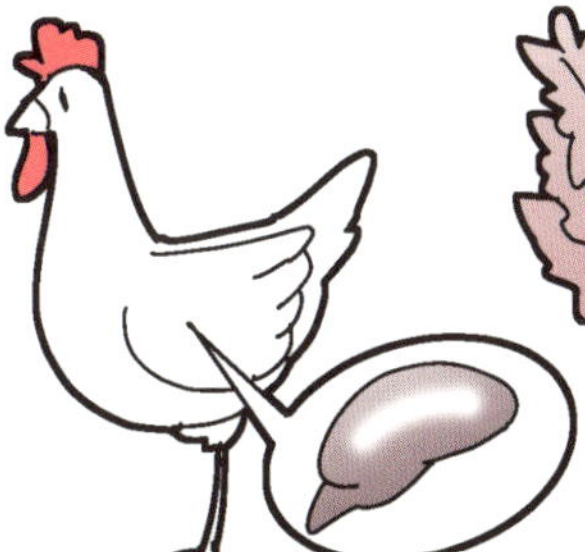

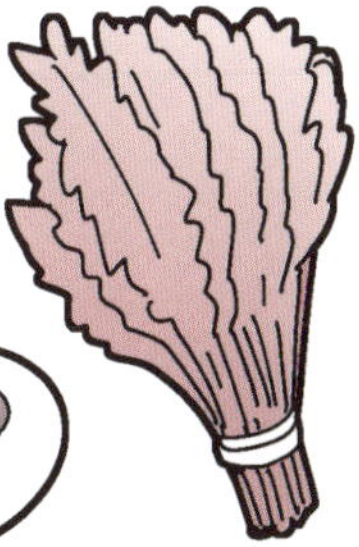

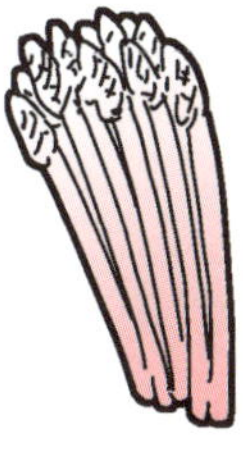

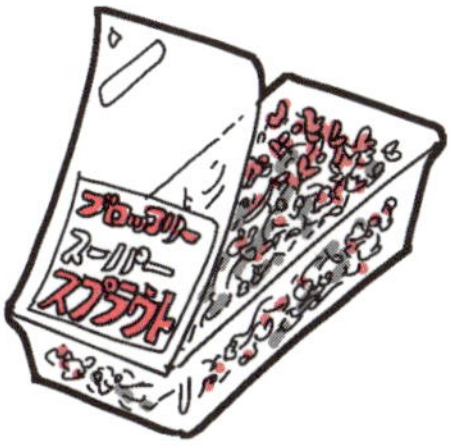

セキを悪化させるもの

セキを悪化させる食べもの、飲みもの

セキがでやすい、炎症を悪化させる食べものは、ノドや内臓に負担をかける刺激物です。唐辛子、麻婆豆腐、カレー、トムヤムクンといったスパイシーで刺激のある食べもので、セキが生じる可能性があります。熱いラーメンの湯気や冷たいアイスクリームもまた、気管支を刺激して、セキを誘発しやすくなります。アルコールなどの飲みものも、ノドへの刺激が激しいため、セキがでているときには飲まないようにしましょう。

アレルギーが原因でセキぜんそくや気管支ぜんそくにかかっている患者さんは、同時に食物アレルギーを持っていることがあります。食物アレルギーは血液でのアレルギー検査は参考にしかならず、特定の食物摂取とアレルギー症状出現との因果関係が重要です。疑わしい場合は、アレルギー専門医にご相談ください。アマメシバという植物が含まれた加工食品の大量摂取が原因と疑われる患者さんが、閉塞性細気管支炎を起こした健康被害が報告されています。健康食品やサプリメントも、成分に注意して使ってください。

ノドに刺激を与える食べもの、飲みもの

セキを悪化させるため、以下の食べものや飲みものは避けるようにしましょう。

食べもの

- **スパイシーで刺激のある食べもの**
  （唐辛子、麻婆豆腐、カレー、トムヤムクンなど）
- **熱いラーメンの湯気**
- **冷たいアイスクリーム**
- **アレルギー誘発食品**
  （食物アレルギーの患者さんはアレルゲンに注意）

飲みもの

- **アルコール**
- **極端に熱いもの**
- **極端に冷たいもの**

注意

上記のうち、唐辛子などのスパイシーな食べものは、カプサイシンの作用で咳反射を亢進させ、誤嚥した異物をセキで外に出すことに有効です。誤《ご》嚥性肺炎《えんせいはいえん》の高齢者は、その他の食べものや飲みものは避け、調理で工夫してやわらかくなめらかでとろみのある食べものをとるようにする

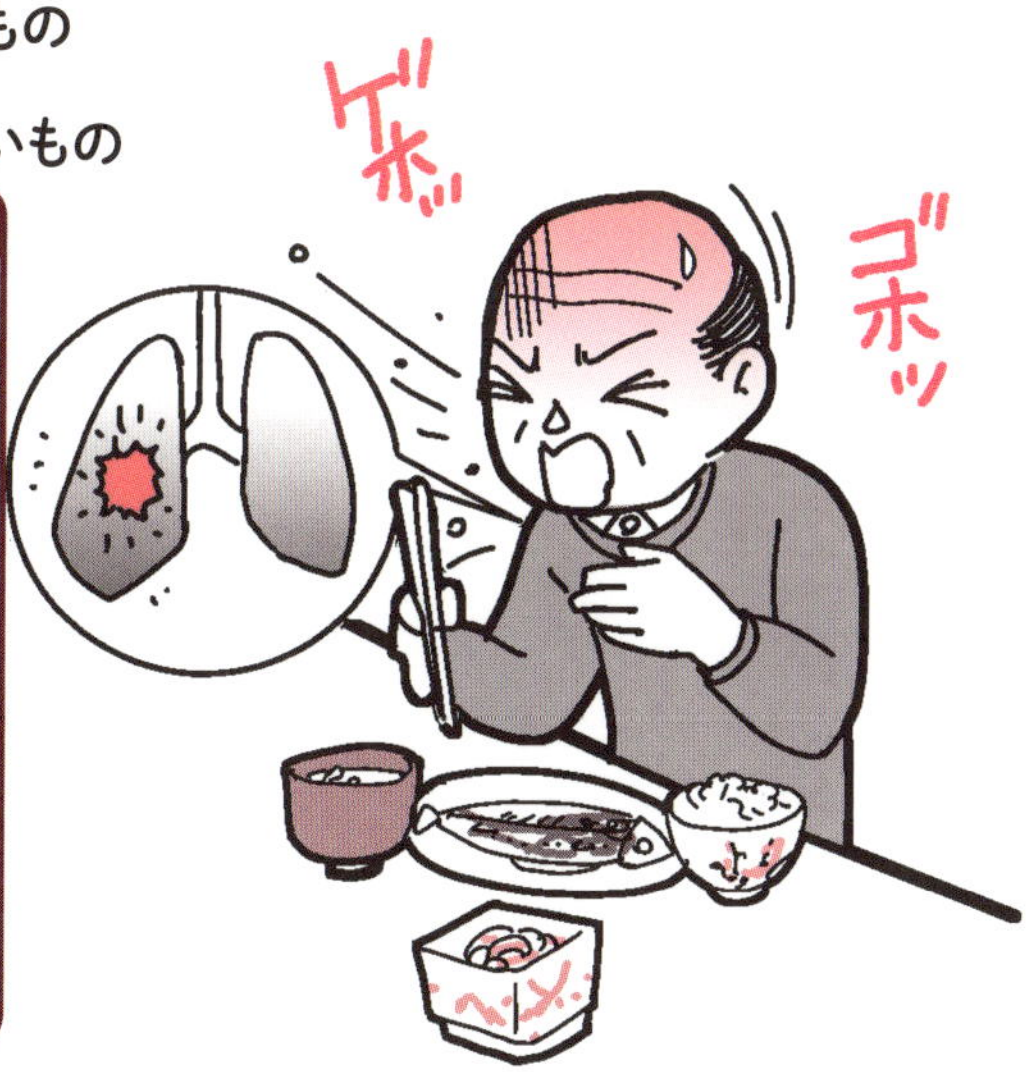

加湿器や空気清浄器選びの注意点

乾燥する冬場のカゼ対策やインフルエンザ予防には、加湿器が有効です。インフルエンザウイルスは、気温26℃、湿度50～60％で活動が低下するという医学的データがあります。インフルエンザワクチンの接種はもちろんですが、室内環境の加湿対策も重要です。クリニックでは、冬場は加湿器をフル稼働で加湿しています。加湿器を使うときは、毎日水を交換する、塩素入りの水道水を使用する、定期的にフィルターの清掃をすることを徹底してください。以前、受診された患者さんは、加湿器の水の交換を3日おきにしたために、加湿器内にカビが繁殖し、蒸気とともに飛散したカビを吸引してアレルギー性肺炎を起こされました。衛生管理には十分注意して使ってください。また、秋は夏に繁殖したダニの死骸が部屋に舞ってアレルゲンとなる季節です。大掃除をするくらいの気持ちで部屋を清掃したいものです。さらに、ぜんそくやＣＯＰＤの患者さんは、ＰＭ２・５、ハウスダスト、花粉の粒子をシャットアウトできる高機能な空気清浄器を使うのもよいでしょう。

加湿と空気清浄がポイント！
清潔な室内の空気環境づくり

オールシーズン通して呼吸器に影響を与える空気中の原因を除去し、適切な加湿を行って、清潔な室内の空気環境づくりを心がけましょう。

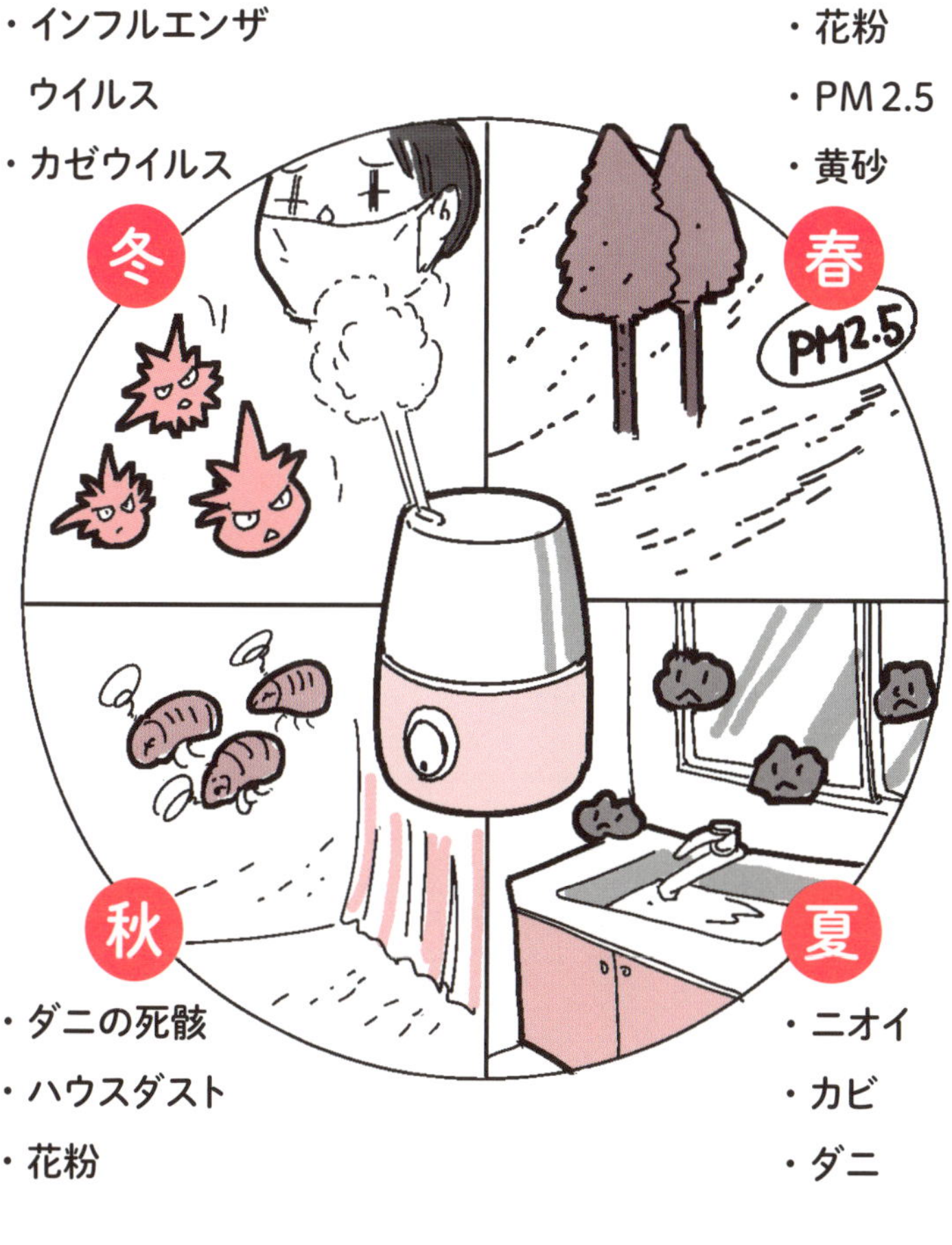

口腔ケア、歯みがきの重要性

口の中には、多くの口腔内細菌が存在しています。これら細菌からでる酵素のうち、プロテアーゼは気道へのインフルエンザウイルス侵入を助け、ノイラミニダーゼはインフルエンザウイルスの増殖に関与することがわかっています。実際、抗インフルエンザ薬のタミフルなどはノイラミニダーゼ阻害薬として、ウイルスが体内で増えるのを防ぐものです。

高齢者施設での研究データでは、歯科衛生士による口腔ケアを積極的に行ったグループは、行わなかったグループに比べてインフルエンザ発症が10分の1に減少したという報告があります。また、誤嚥性肺炎《ごえんせいはいえん》は、細菌の多い唾液を誤嚥して発症します。口腔ケアは、インフルエンザや肺炎予防だけでなく、高齢者の誤嚥性肺炎防止にも役立ちます。食後だけでなく1日4~5回、歯みがきやデンタルフロスで口腔ケアを行うことで、口腔内細菌を減らして、呼吸器系の病気予防に役立てることができます。まだ一般的ではないようですが、手洗い、マスクにプラスして、口腔ケアも予防習慣に入れましょう。

口腔ケア 歯みがきの方法

歯ブラシ、歯間ブラシ、デンタルフロスをうまく使って、
口腔ケアにはげみましょう。

歯ブラシのあて方

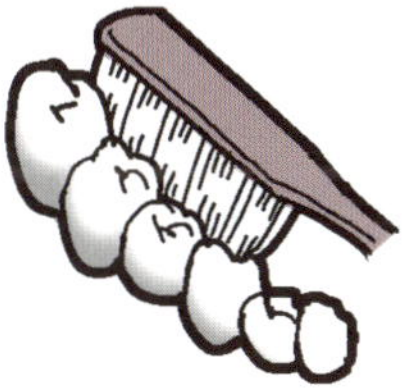

下奥歯の裏側のあて方

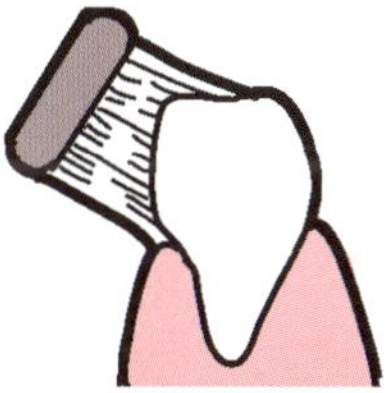

内側のあて方

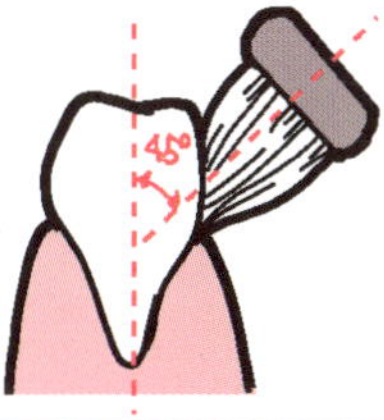

歯と歯肉のあて方

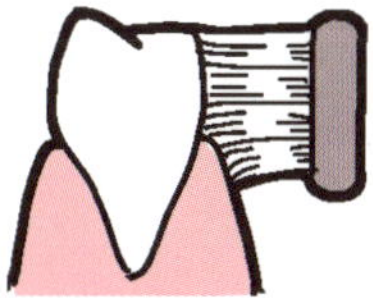

外側のあて方

歯のみがき方

❶ 毛先をきちんとあててみがく

❷ 軽い力でみがく

❸ 小きざみに動かしてみがく

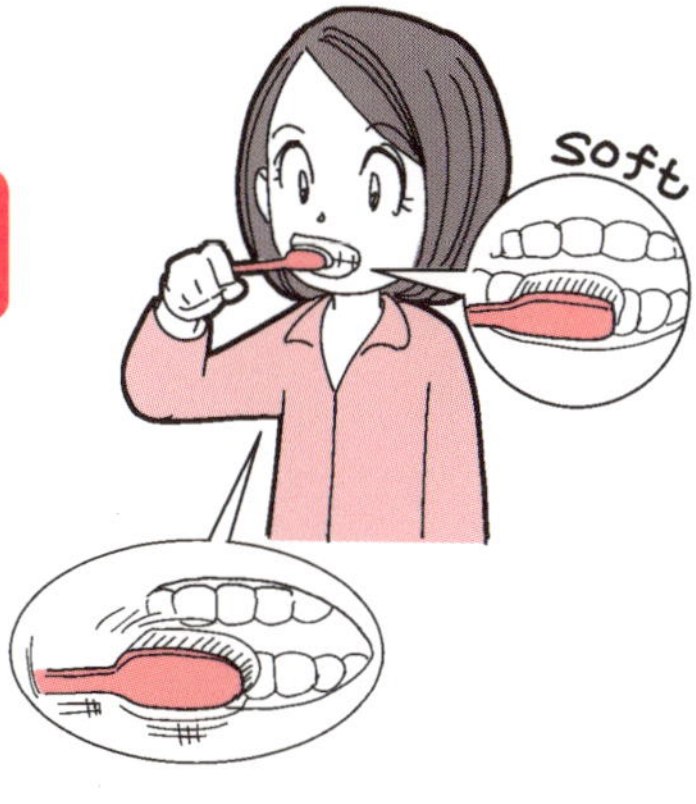

衣類や寝具の注意点
洗濯、掃除方法

ダニの死骸、ハウスダスト、花粉などが原因となってセキぜんそくやアレルギー性のぜんそくにかかっている患者さんは、日常身につける衣類や寝具類にも注意しましょう。花粉の飛散シーズンは、繊維の奥深くまで花粉が入り込みやすいウールや起毛した繊維の衣類はさけて、花粉を払い落とせるようなツルツルしたナイロン素材のものが最適です。洗濯ものも、外干しではなく、部屋干しか乾燥機を使って乾かします。

人は一晩でコップ1~1・5杯分の寝汗をかくといわれています。寝具にしみついた汗や皮脂はダニや細菌の温床となります。シーツなどのカバー類は、ハウスダストやダニを除去するために、週に1回は洗濯しましょう。最近は、防ダニや防菌加工をした寝具類がありますし、フトンや枕も丸洗いできるものもあります。ベッドのマットレスや丸洗いできないフトンは、ダニなどのアレルゲンを除去する布団クリーナーを頻繁にかけて、寝室の生活環境を清潔に保つように工夫しましょう。

ハウスダストやダニを予防する寝室環境づくり

一日の3分の1を過ごす寝室は、常に清潔な環境にととのえましょう。

ベッドの掃除方法

・花粉の飛散していない季節には天日干し
・1㎡あたり20秒以上ゆっくりと掃除機をかける
・寝具カバーは、週に1回は洗濯する
・マットレスは定期的に位置を変えて風を通す

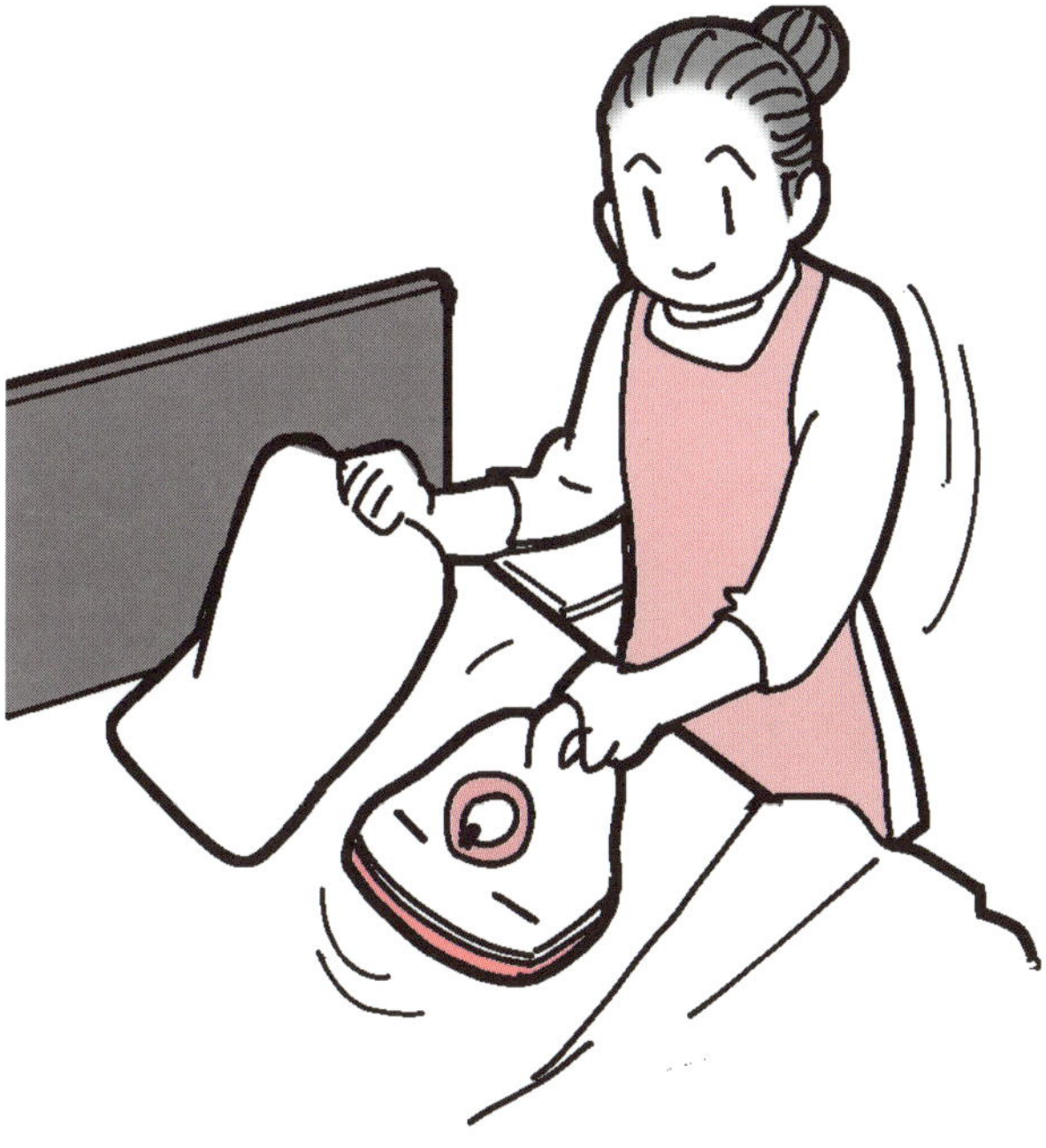

うがい、手洗い、マスクの基本を徹底

カゼ予防には、うがい、手洗い、マスクの着用という3つの基本をこまめに行うことが効果的です。だれもが知っている衛生習慣ですが、意外とできていないことが多いようです。うがいは、カゼ予防であれば水だけで十分です。うがい薬は、体に必要な細菌まで殺してしまうからです。カゼをひいてしまったら、抗ウイルス効果のためにうがい薬を使います。

手洗いも、正しく洗えていない人がほとんどかもしれません。次ページで紹介する手洗い方法をマスターしましょう。30秒間の手洗いで、手に残っていたウイルスが大幅に減少したデータもあります。手が洗えないときは、アルコール入り消毒薬でもよいです。

マスクは、ノドへの刺激をやわらげ、口の乾燥予防に役立ちます。マスクをする際は、必ず鼻からアゴまでをおおい、できるだけ顔とマスクとの間にすきまができないように密着させます。呼吸器科医が使用する高機能マスク（N95）は、花粉、ウイルス、PM2・5を防ぎます。ご家族がインフルエンザや肺炎を発症した場合は、高機能マスクもおすすめです。

正しいうがいの方法

❶ 水を口に含み、強くクチュクチュしながら、口の中を2～3回洗いながす。

❷ 上を向いて、ノドの奥で10回うがい（10～15秒）をし、水を吐きだす。これを数回繰り返す。

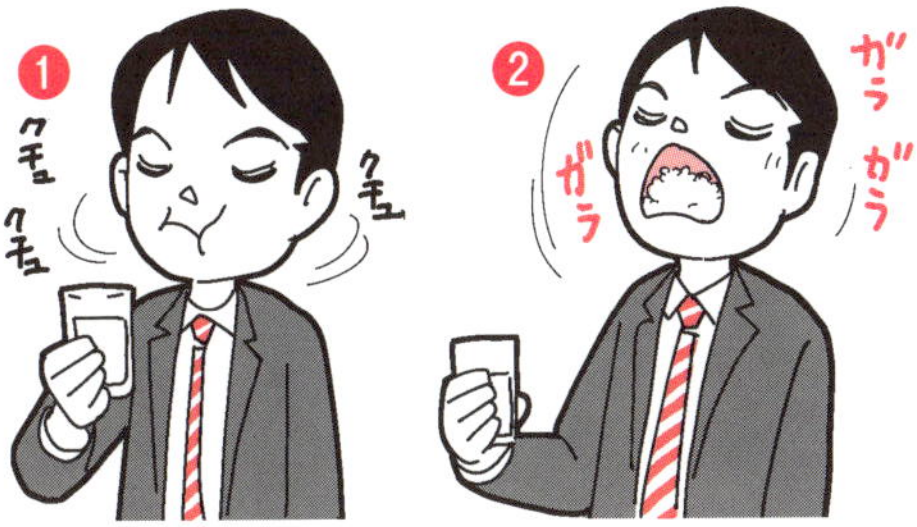

正しい手洗いの方法

❶ 手をぬらして、石けんを泡立てて、手のひらと甲を洗う。

❷ 指を一本ずつ洗い、次に両手をもむように、指の間を洗う。

❸ ツメを立てるようにしてツメの間を洗う。次に左右の手首を洗う。

❹ 水で十分にすすいで、清潔なハンカチやペーパータオルで水分をふきとる。

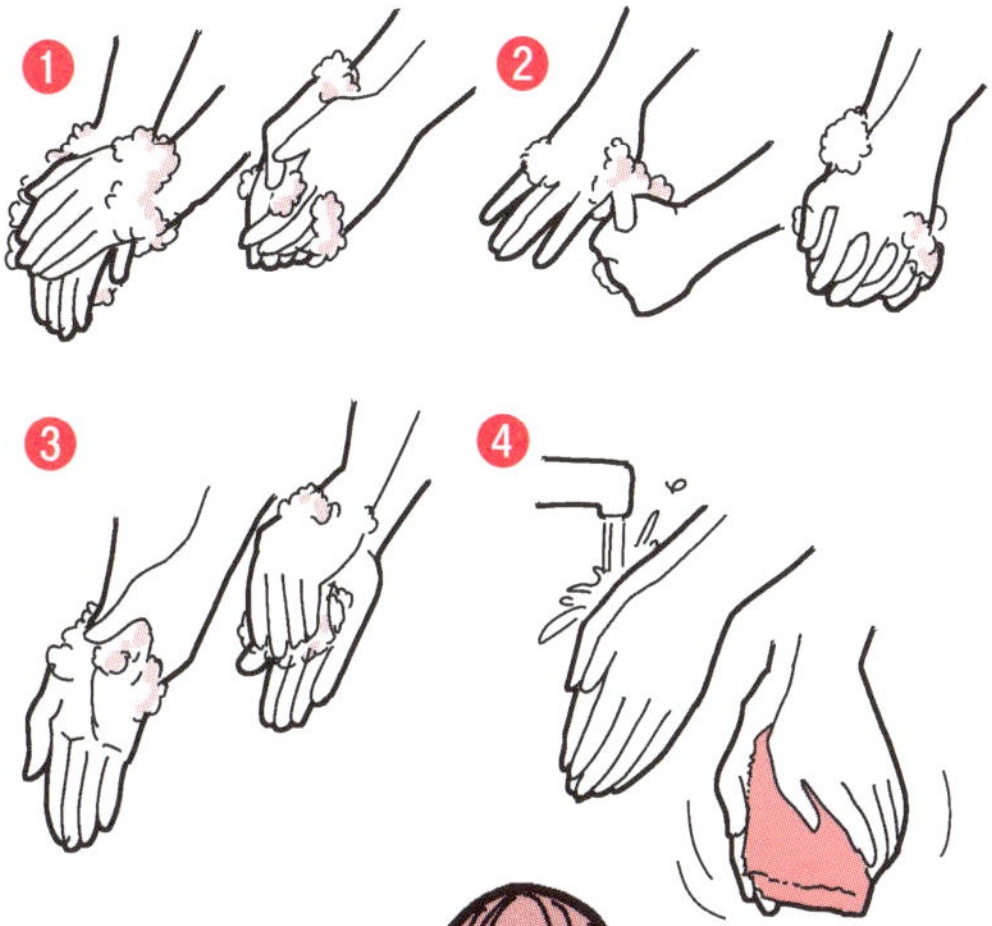

正しいマスクのつけかた

① 鼻のラインに合わせて折る
② 鼻をおおう
③ アゴをおおう

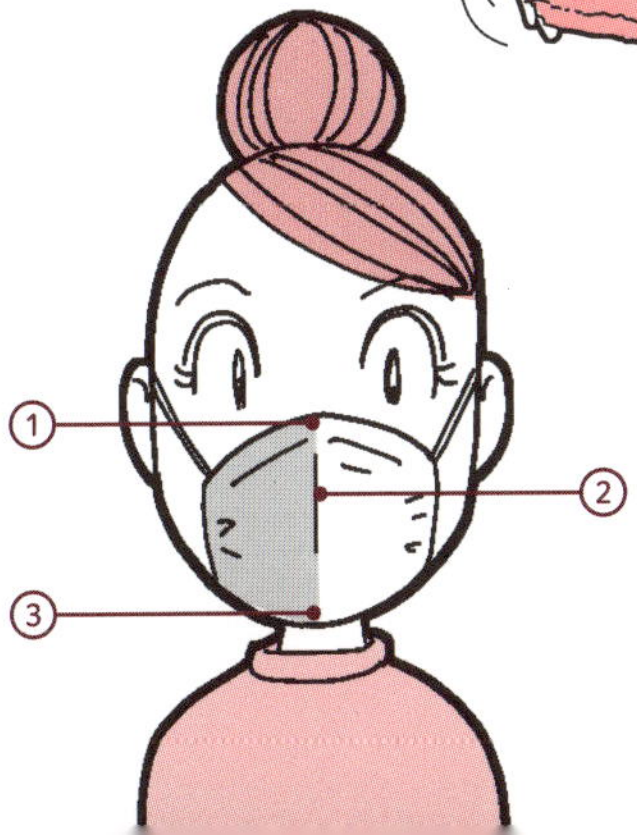

column 7

海外で社会問題化しているゴキブリぜんそく

ゴキブリぜんそくという病気をご存じですか？

ゴキブリの体、フン、脱皮した殻がアレルゲンとなってぜんそくを起こします。アメリカ都市部の調査で、家庭内のホコリの中にゴキブリのアレルゲンが多く含まれていると、ダニよりもゴキブリにアレルギー反応を起こすぜんそく患者さんが多いことがわかっています。海外でのアレルギー患者さんのゴキブリに対する反応（アレルギー陽性率）は、台湾54.9％、アメリカのケンタッキー州36.9％、インド35％と報告されています。

実は日本でもゴキブリぜんそくの報告があります。母親、女児、男児の家族が、ハウスダストへのアレルギー反応がないのに、ぜんそくを発症。血液検査でゴキブリアレルギーの陽性とわかりました。掃除をしなくてゴキブリが多い不衛生な自宅を、清潔な環境に改善したら3名とも再発もなく治りました。私もゴキブリは苦手です。日本では増加しないといいですね。

第7章

ノドを鍛えて肺年齢を若くするストレッチ体操

肺の健康状態をあらわした肺年齢は、病気の治療と管理はもちろん、ノドの機能と肺の働きを助ける筋肉を鍛えるストレッチ体操によって、若返らせることができます。

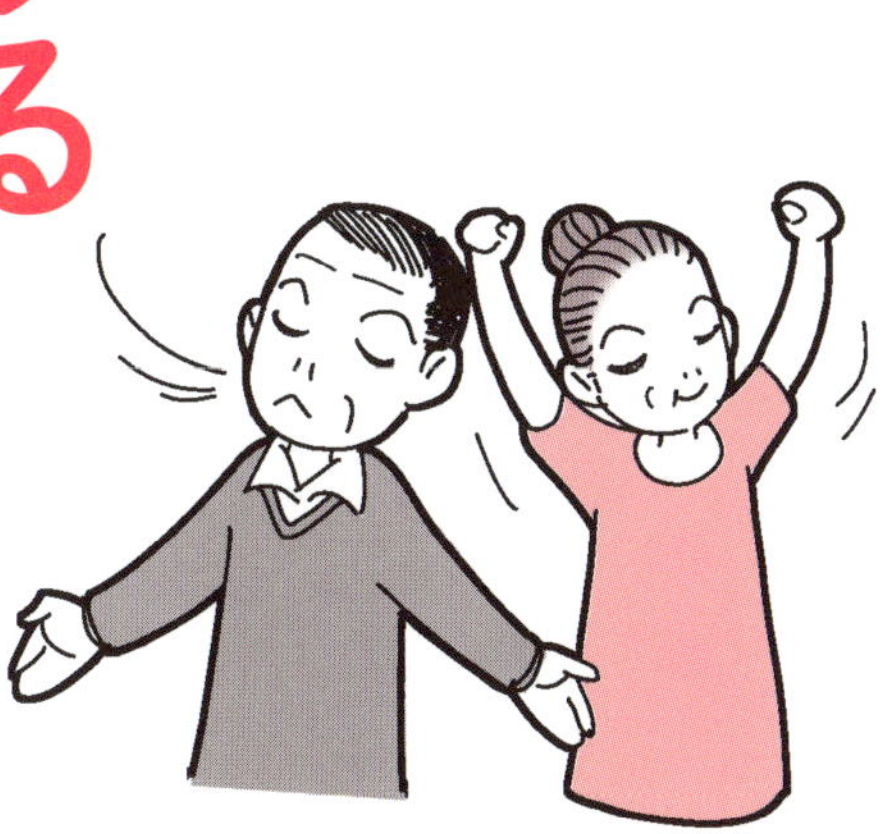

肺年齢は、肺の健康状態のバロメーター

序章で紹介した肺年齢は、肺の健康状態を総合的にあらわすバロメーターです。人が生きている間ずっと呼吸という大切な役割を担っている肺は、目に見えないものだけに、なかなか健康状態を知ることができませんでした。いままでは肺機能の検査を行っても、肺活量や1秒量などのむずかしい用語ばかりでしたが、肺年齢はどなたにでもわかりやすい目安になるはずです。

肺は、喫煙、アレルゲン、ウイルス、細菌などの異物の侵入に常にさらされています。特にCOPDによっていったん肺胞が破壊されてしまうと、肺自体の機能をあげることはできません。しかし、病気の原因をとり除いて治療を進め、肺につながる各器官や筋肉を鍛えることで、肺の働きを助け、肺年齢を若返らせることができます。

この章では、①呼吸する、②飲み込む、③発声する、という3つの機能にかかわる部分を鍛えるストレッチ体操を紹介します。家で簡単にでき、どれからでもはじめていただけます。

呼吸する、飲み込む、発声する、すべての機能がつながっている

鼻からノド（咽頭《いんとう》、喉頭《こうとう》）へ、口からノド（咽頭、喉頭）へ、ノド（咽頭、喉頭）から気管、気管支を通って肺、肺胞へ。呼吸、飲み込み、発声、という動作には、すべての器官がかかわって連携しています。これらの動作を意識することで肺の働きを助けるように、体の機能や筋肉を鍛えることができます。

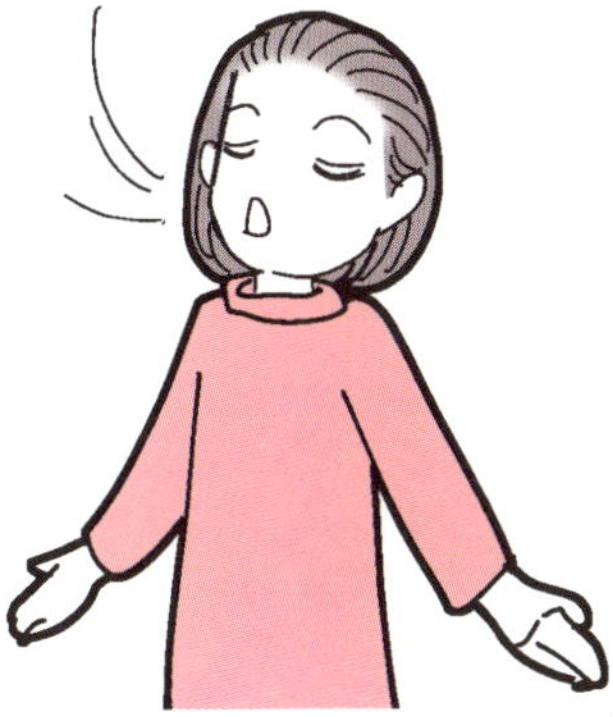

❶ 呼吸する

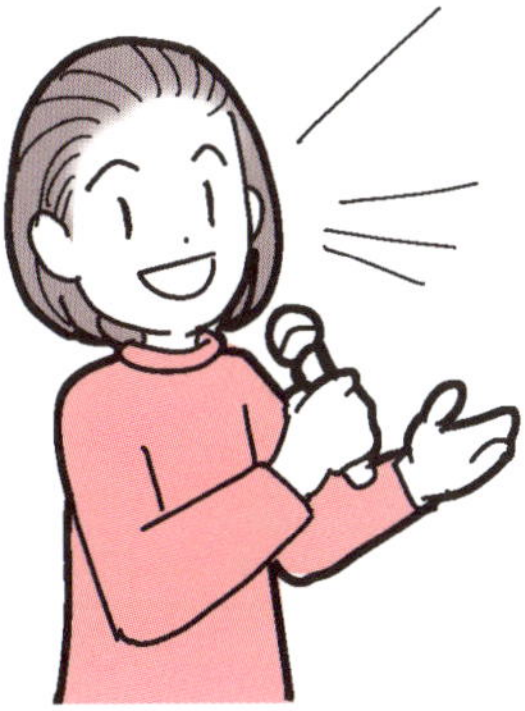

❸ 発声する

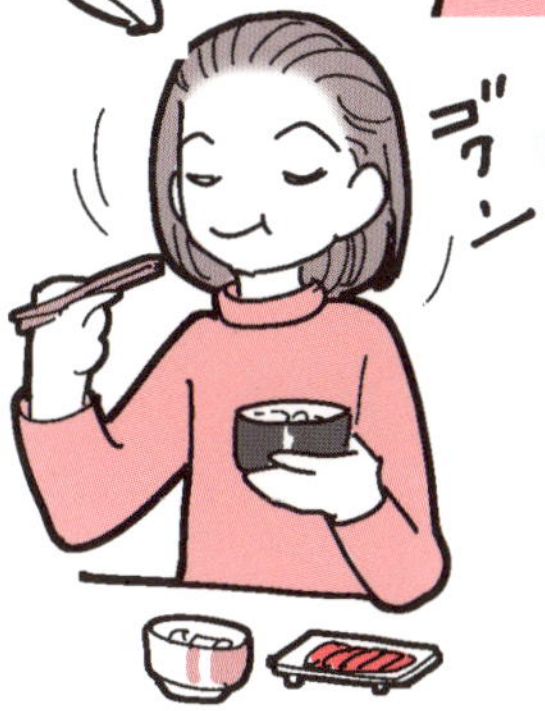

❷ 飲み込む

総合的な呼吸機能をあげるためには肺を助ける体づくりが必要

肺の機能は20歳代をピークにして、加齢とともに減少していきます。肺年齢によって、肺の健康状態を知り、健康維持や回復に活用することができます。肺年齢を若返らせるためには、肺のまわりの筋肉や動きを鍛えることが必要です。

呼吸するときに使うのは、胸郭と横隔膜です。胸郭は、胸椎（12個）、肋骨（12対）、胸骨で構成されています。呼吸に大切な役割を果たす横隔膜は、胸とおなかの間にあり、人体の中では最も厚い筋肉です。

息を吸うときに、胸郭が開き、横隔膜がさがります。息を吐くときは、胸郭が閉じて、横隔膜があがります。胸郭のこの動きを前から見ると、バケットハンドルモーションといって、逆さにしたバケツのハンドルが動いているように見えます。胸郭がかたまっていると、呼吸しても開かず、息が苦しくなります。呼吸で重要な役割を果たす胸郭は、加齢とともにかたくなっていくため、ストレッチ体操で毎日動かすことで、肺を助ける体づくりができます。

「呼吸する」動作にかかわる骨や筋肉

呼吸するたびに、胸郭と横隔膜が動く。胸郭がかたまっていると、呼吸しても広がらず、息が苦しくなる。胸郭をやわらかく動きやすくするストレッチ体操によって、深く呼吸しやすくする。

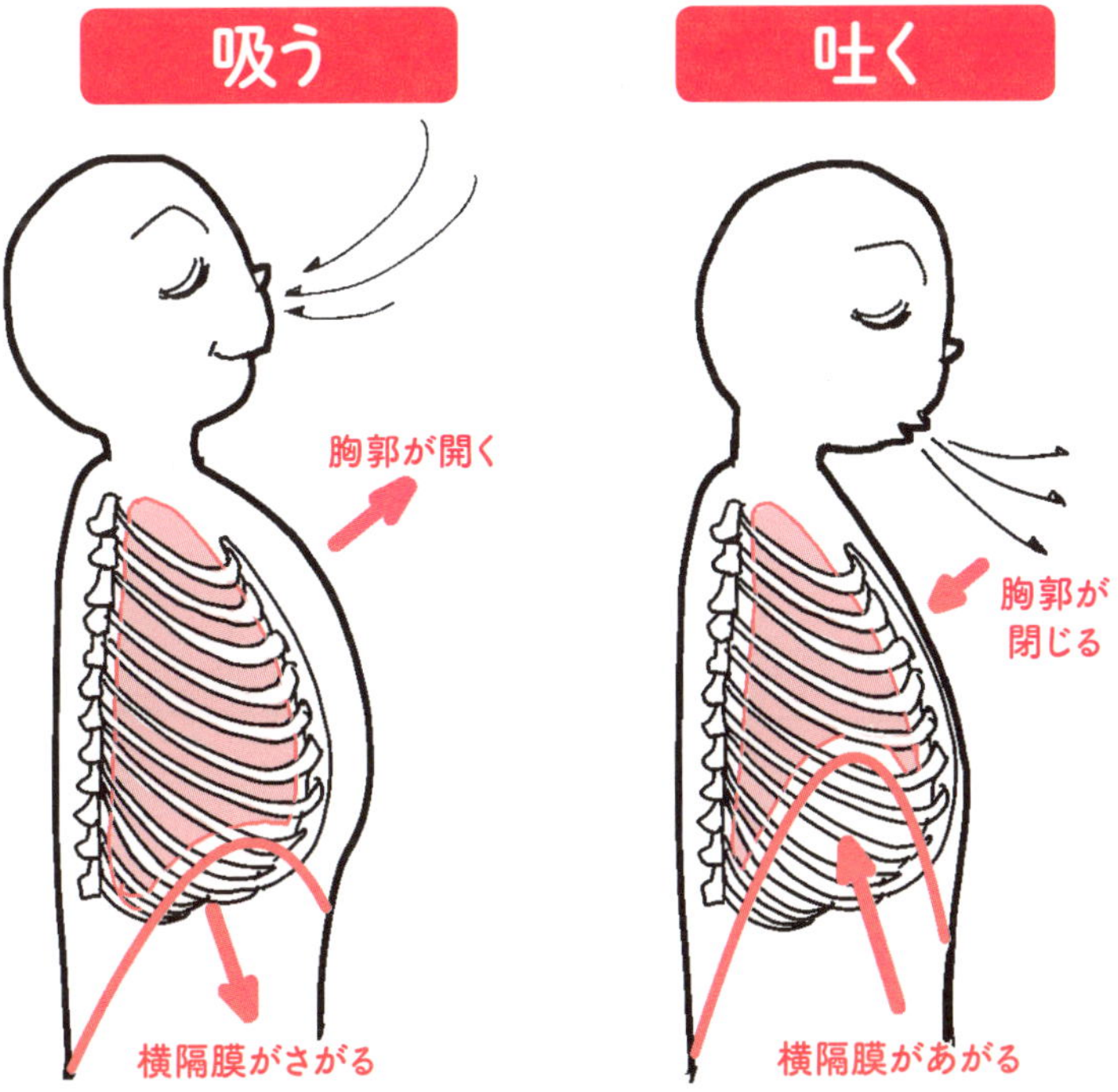

胸郭

胸椎（12個）、肋骨（12対）、胸骨で構成されている

横隔膜

胸とおなかの間にあり、人体の中では最も厚い筋肉

20種類以上の
呼吸筋

総合的な呼吸機能をあげるためには呼吸筋を鍛える

トップアスリートや声楽家は、毎日のトレーニングで呼吸にかかわる筋肉を鍛えているため、ふつうの人より肺活量が高いようです。肺活量の正常平均値は、成人男性3000~4000㎖、女性は2500~3500㎖です。

呼吸筋は、呼吸を行うための20種類以上の筋肉の総称です。肋間筋、横隔膜のほか、大胸筋、腹筋（腹直筋、外腹斜筋、内腹斜筋）、背筋（僧帽筋、広背筋、前鋸筋）、首の筋肉（胸鎖乳突筋、前斜角筋、中斜角筋、後斜角筋）などがおもな呼吸筋です。呼吸筋の中でも、先にあげた肋間筋（内肋間筋、外肋間筋）と横隔膜が、特に重要な役割を担っています。これら呼吸筋を鍛えるストレッチ体操を習慣づけることで、肺の働きを助け、総合的な呼吸機能をあげることができます。この章で紹介する呼吸筋のストレッチ体操は、高齢者でもできる激しくない簡単なものばかりです。セキやタンが激しくでるときには避けて、体調を見ながら無理をしないで、すきま時間に気軽にやってみてください。

20種類以上ある呼吸筋の中で特に肋間筋と横隔膜が重要

呼吸を行うためのおもな筋肉には、肋間筋、横隔膜のほか、大胸筋、腹筋（腹直筋、外腹斜筋、内腹斜筋）、背筋（僧帽筋、広背筋、前鋸筋）、首の筋肉（胸鎖乳突筋、前斜角筋、中斜角筋、後斜角筋）などがある。呼吸筋の中でも、肋間筋（内肋間筋、外肋間筋）と横隔膜が、特に重要な役割を担っている。これら呼吸筋を鍛えるストレッチ体操を習慣づけることで、肺の働きを助け、総合的な呼吸機能をあげることができる。

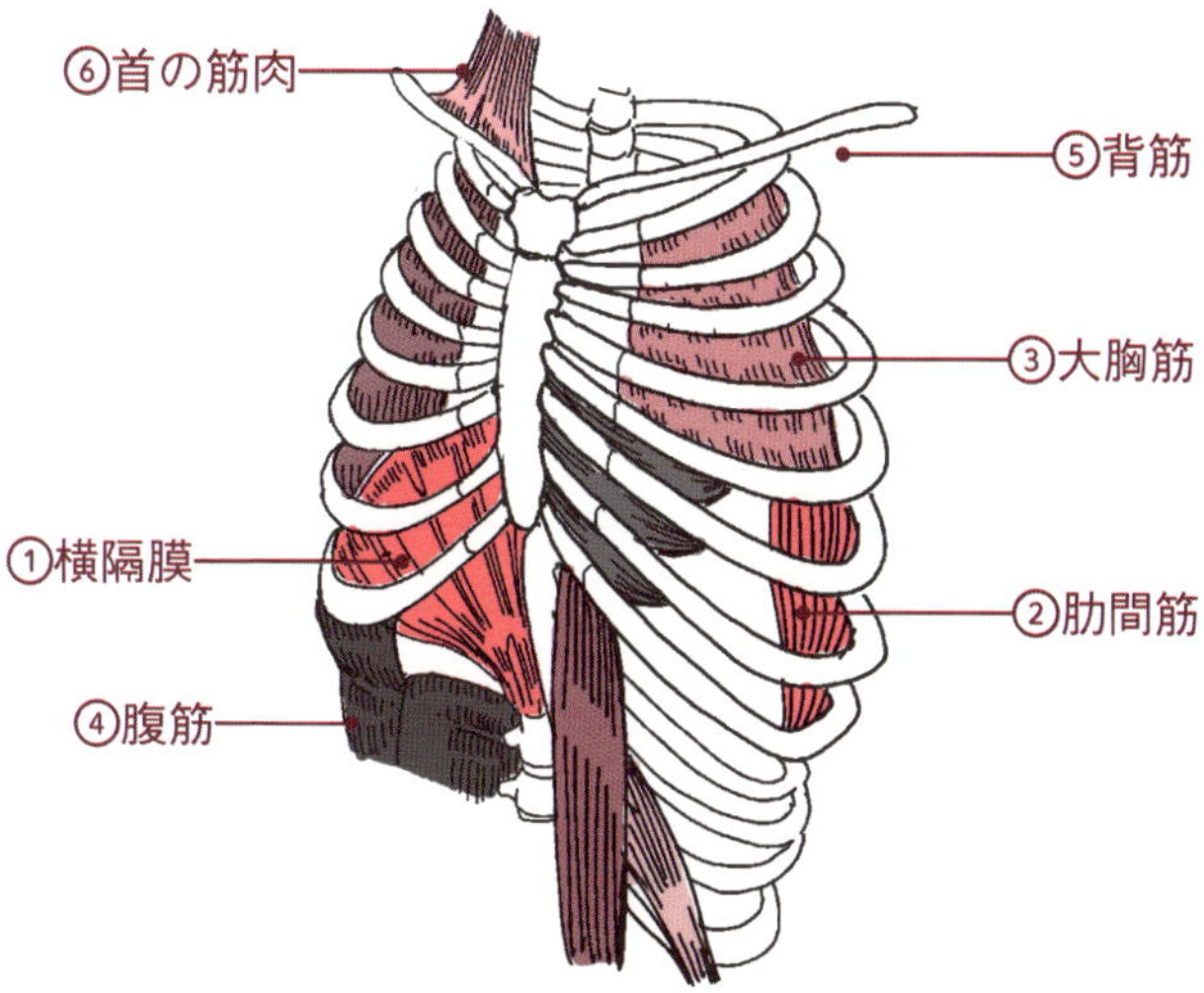

① 横隔膜
② 肋間筋（外肋間筋《がいろっかんきん》、内肋間筋《ないろっかんきん》）
③ 大胸筋
④ 腹筋（腹直筋、外腹斜筋、内腹斜筋、腹横筋《ふくおうきん》、外腹斜筋《がいふくしゃきん》、腹直筋《ふくちょくきん》）
⑤ 背筋（僧帽筋《そうぼうきん》、広背筋、前鋸筋）
⑥ 首の筋肉（胸鎖乳突筋《きょうさにゅうとつきん》、前斜角筋《ぜんしゃかくきん》、中斜角筋《ちゅうしゃかくきん》、後斜角筋《こうしゃかくきん》）

水泳や水中ウオーキング

セキぜんそくとアレルギー性肺疾患には水泳がおすすめ

セキぜんそくとアレルギー性肺疾患の患者さんは、適切な吸入ステロイド薬を使った治療を受けるとともに、肺の機能をあげるために、日常では体力づくりのための運動を習慣づけるとよいでしょう。

運動の種類は、軽いウオーキングなら問題ないのですが、体調の悪いときのマラソンやジョギングは、気道を刺激してセキを誘発してしまうのであまりおすすめできません。湿気のあるプールでの水泳や水中ウオーキングなどがおすすめです。寒い冬の戸外でのスポーツは、冷気が運動誘発性喘息を起こしますが、室内のプールなら安心です。日常の運動習慣は、免疫力を高め、基礎体力をつけてくれます。

一方で、ぜんそく患者さんの中には、吸入ステロイド薬の治療でぜんそくを管理しながら、マラソンに励んでいる方もいらっしゃいます。国内のマラソン大会やホノルルマラソンを完走した方もいて、目標を持って肺の健康をとり戻そうとする姿勢に感心させられます。

ぜんそくが良好にコントロールされていれば、定期的な運動を続けましょう。

日常の運動習慣は、免疫力を高め、基礎体力をつけてくれる。

①検査により、ぜんそくが起こる原因の予想がついている

②かかりつけ医のもと、ぜんそく症状の治療薬を使用する

③運動中のぜんそく予防のために、運動前後のストレッチ体操を行う

④運動中にぜんそく症状がでるようであれば、かかりつけ医に相談する

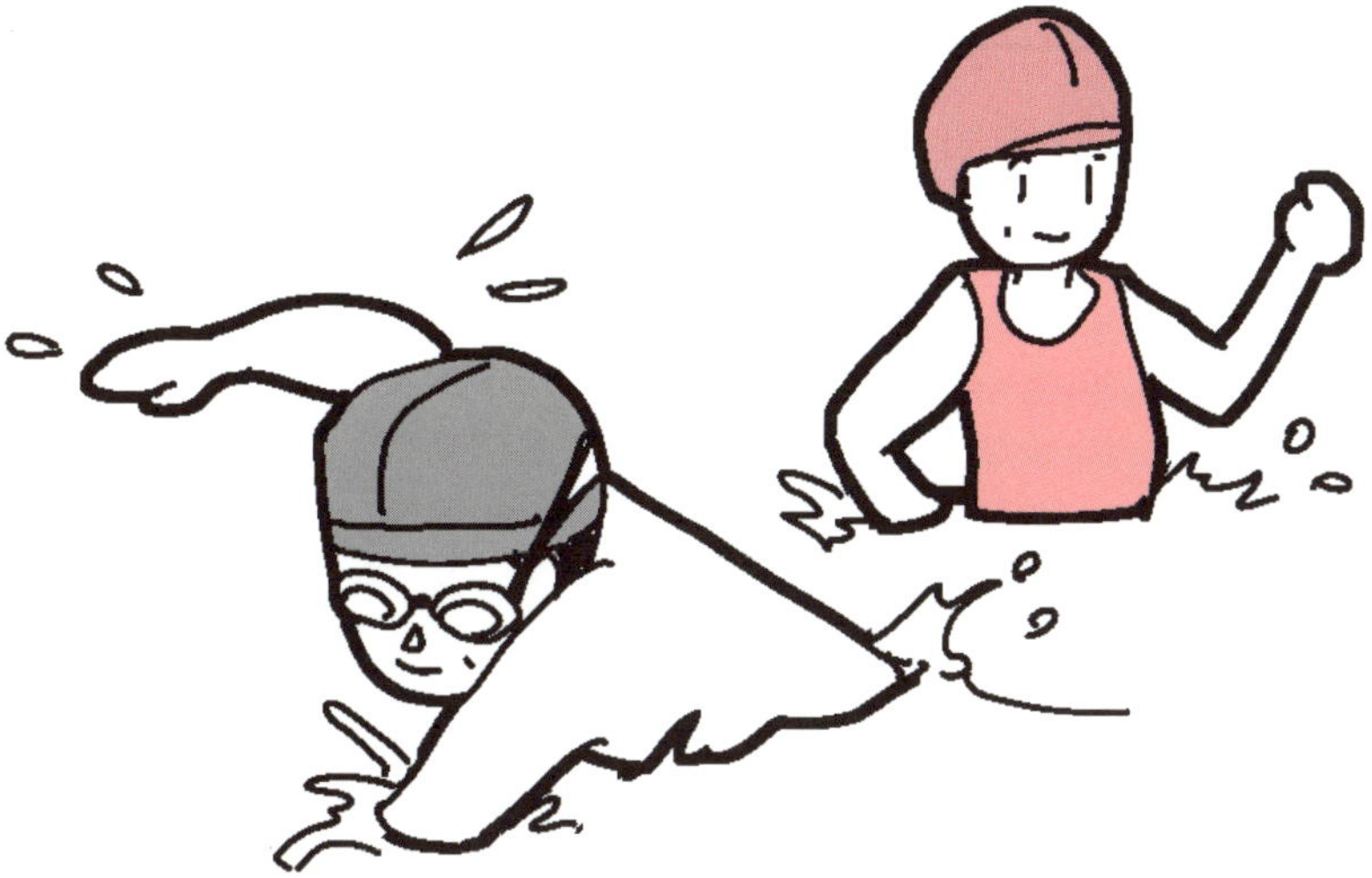

鼻呼吸の腹式呼吸

呼吸筋ストレッチ体操 腹式呼吸で、息を吐く、吸う

呼吸には、胸式呼吸と腹式呼吸があります。胸式呼吸は、息を吸うときに胸がふくらむ、どちらかというと浅い呼吸です。腹式呼吸は、息を吸うときにおなかがふくらむ深い呼吸です。一般的に、男性は腹式呼吸に、女性は胸式呼吸になりやすいといわれています。深い呼吸であれば、胸式呼吸でも腹式呼吸でもどちらでもいいのですが、胸郭と横隔膜が動く腹式呼吸を意識したほうが、より深くてよい呼吸になります。

また、口呼吸よりも、鼻で息を吸って口で吐く鼻呼吸のほうが、呼吸機能を鍛えるにはより有効です。鼻で息を吸うことで、上気道が広がって深く息を吸えますし、鼻のフィルターが異物を除去してきれいな空気を肺に送ってくれます。口呼吸より鼻呼吸のほうが、口腔や気道を乾燥させないため、気道の線毛《せんもう》の活動が低下しません。

呼吸器疾患のある患者さんは、鼻呼吸での腹式呼吸を身につけるとよいでしょう。日ごろの生活から、鼻呼吸を意識してみてください。

鼻呼吸の腹式呼吸
鼻から吸って、口から吐く

腹式呼吸の基本をマスターする。これ以上吸えないくらいまで吸い込み、吐くときは、すべての息を吐き切るように。ゆっくり呼吸して、横隔膜の動きを意識する。

①鼻から息を吸う

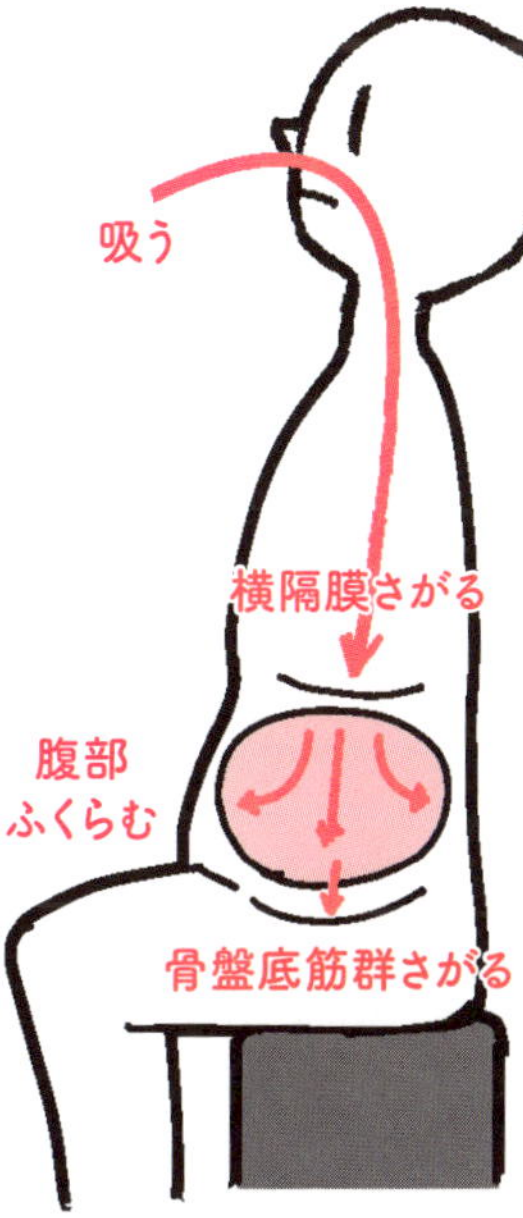

②口からゆっくりと息を吐く

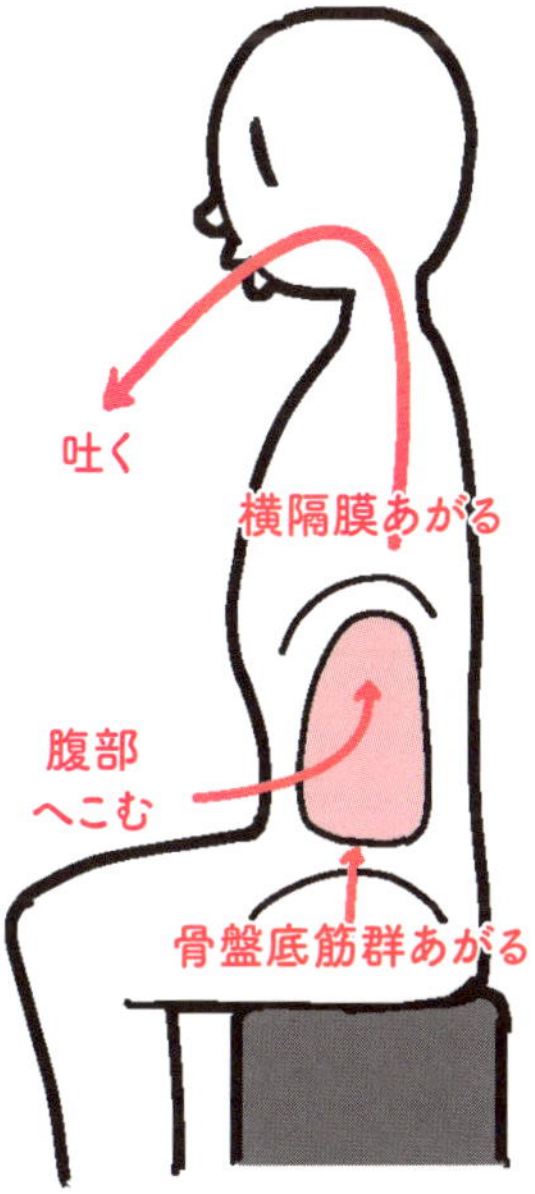

（毎日いつでも行う）

呼吸筋ストレッチ体操(肩)
肩の筋肉をほぐす

呼吸筋を鍛えるストレッチ体操は、誤嚥性肺炎《ごえんせいはいえん》を予防する体操でもあります。嚥下《えんげ》は、舌、口、首、肩、背中の筋肉を使って、食べものや飲みものをノドへ送り、さらに食道へ送り込むという一連の動作です。

筋肉は、動かすほどによく鍛えられます。もし食べものを誤嚥してしまっても、呼吸筋が鍛えられていれば、きちんとむせてセキがでて、気管に入った食べものを吐き出すこともできます。

ノドの筋肉は、肩や首にもつながっています。先にご紹介した鼻呼吸と腹式呼吸をマスターしたら、まず肩の上下運動で全身をほぐしていきましょう。肩をあげさげする上下運動で肩や首の筋肉をほぐして、嚥下機能を高めましょう。

セキやタンがひどいときには、肩もこわばっています。肩の上下運動は、肩こりをほぐすのにも役立ちます。

呼吸筋ストレッチ体操①
肩の上下運動

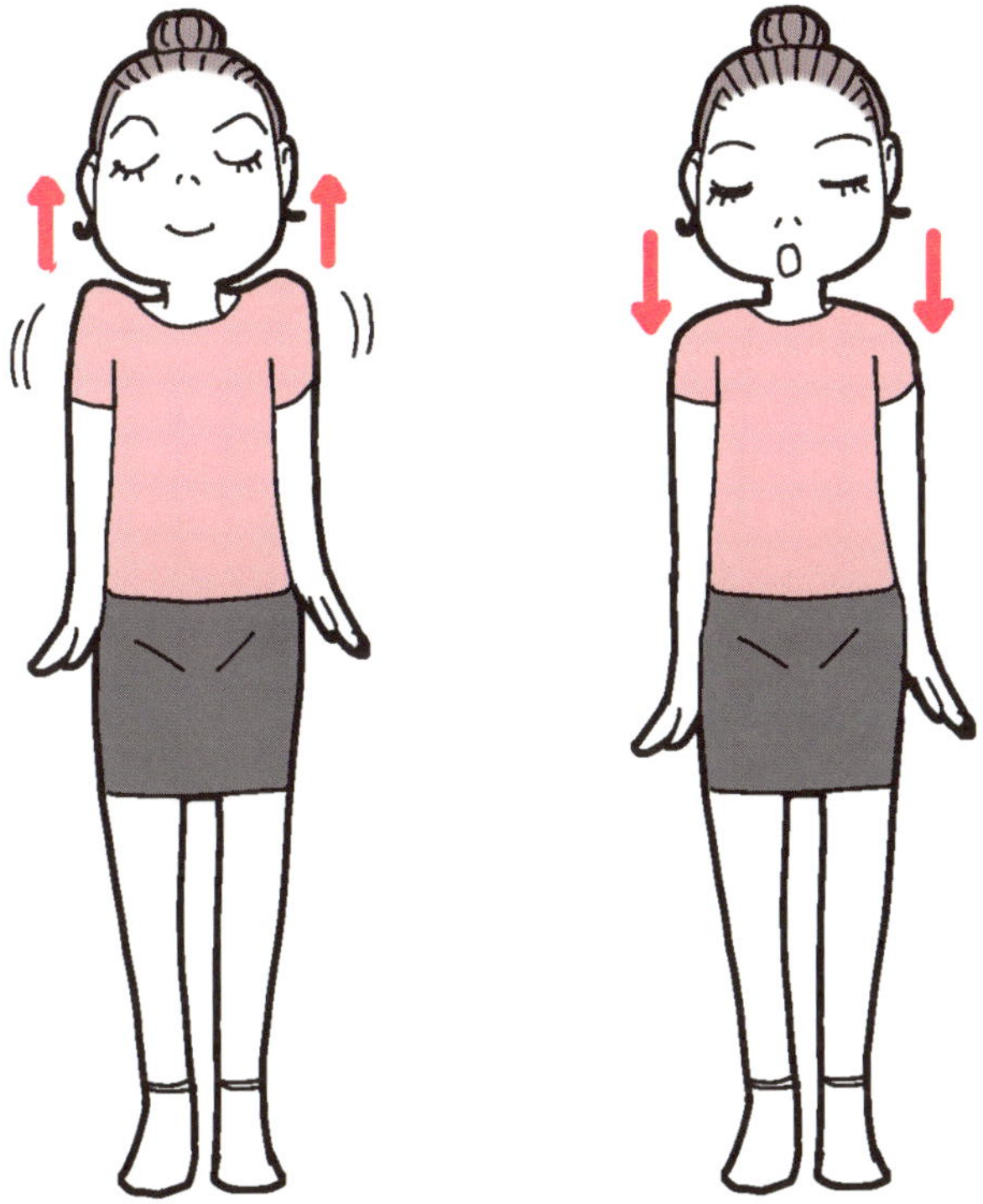

❶ まっすぐに立ち、鼻から息を吸いながら、ぎゅっと肩をすくめるようにあげる。

❷ 口から息を吐きながら、力をすっと抜いて肩を下へおろす。2～3回繰り返したら、肩を中心に両手をゆっくりまわす。

（1セット×2～3回）

呼吸筋ストレッチ体操（胸A）
胸の呼吸筋を使う

呼吸筋を鍛えるストレッチ体操といっても、激しい筋肉運動ではありません。ふだんは、なにも考えないで呼吸していることが多いと思います。

ストレッチ体操の時間だけは、深い呼吸や鼻呼吸、呼吸筋や骨の動きを意識して、ゆっくりと動かすように心がけてください。ゆっくりとした深い呼吸が、肺活量を増やして、肺の機能を助けてくれます。

１３２ページの腹式呼吸では、横隔膜を意識しましたが、胸式呼吸の深呼吸では、胸まわりの呼吸筋を使っていることを意識してください。息を吸いながら、胸を大きくふくらませて、大胸筋や肋間筋などの呼吸筋が動いているのを感じながら、息を吐いていきます。

息を吸うときは、これ以上吸えないくらいまで吸い切り、吐くときにはこれ以上吐けないくらいまで吐き切ります。両手を胸に重ねることで、呼吸するときに、胸まわりの筋肉が動いているのが実感できます。

呼吸筋ストレッチ体操②（胸A）
胸の呼吸筋の運動

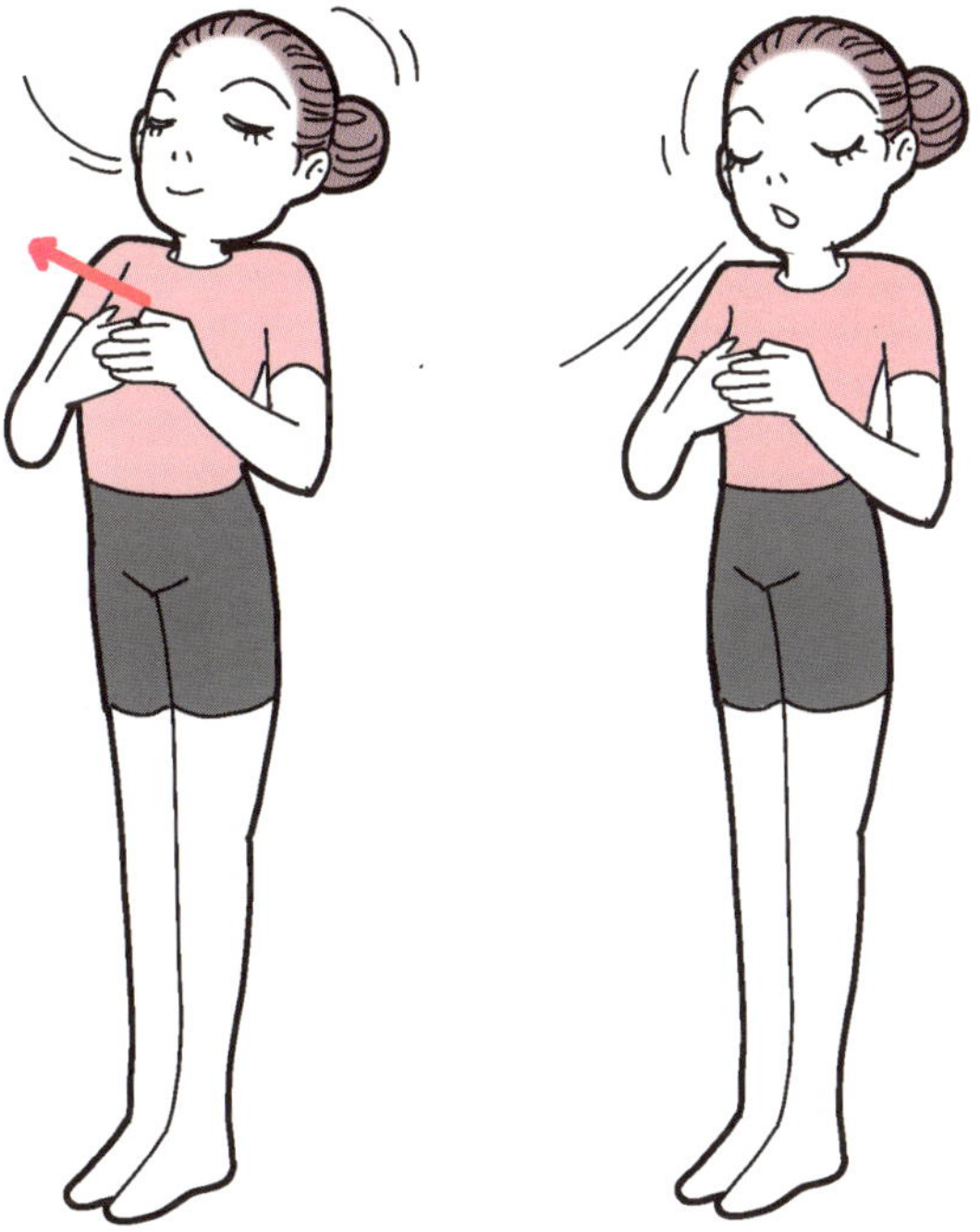

❶ まっすぐに立ち、胸に両手を重ねる。ゆっくりと息を吸いながら、胸をふくらせる。
呼吸筋を意識しながら、重ねた両手で大きくふくらんでくる胸を押す。

❷ 両手は重ねたまま、口から息を吐きだす。

（ 1セット×3回 ）

呼吸筋ストレッチ体操（胸B）胸壁を鍛える

肩だけではなく、胸の筋肉もかたくこわばります。セキやタンがひどいときは、胸壁がこわばってかたくなっている状態です。

肋骨や肋間筋で肺を囲んでいる胸壁を、閉じたり開いたりするストレッチ体操によって、胸まわりの筋肉を鍛えます。

息をゆっくりと吸いながら、両肩を前に閉じていくと、胸壁まわりの筋肉だけでなく、そこからつながっている背筋や首の筋肉が引っ張られているのを強く感じましょう。少しイタ気持ちいいような感覚です。

次に、組んだ両手をゆっくりとあげていき、両肩をうしろに引っ張って、肺の中に空気がなくなるくらいに、すべての息を吐き切ります。

負荷の少ない簡単なストレッチ体操ですが、もしセキがではじめたり、どこかに痛みがでたりするようでしたら、ただちにやめてください。

呼吸筋ストレッチ体操③(胸B)
胸壁の運動

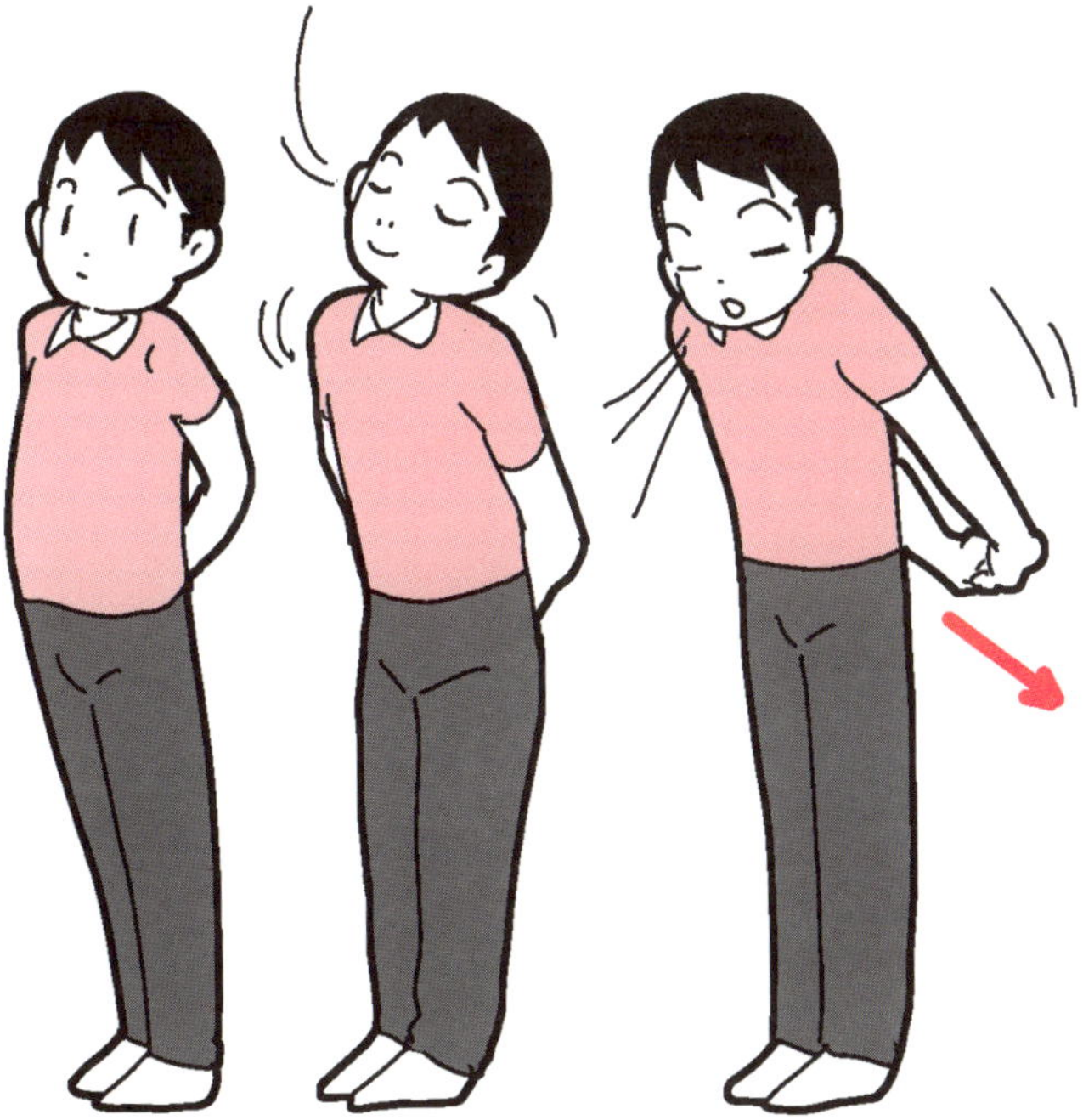

❶ まっすぐに立ち、両手を腰のうしろで組む。

❷ 鼻から息をゆっくり吸いながら、両肩を前に閉じていく。

❸ 息をゆっくり吐きながら、うしろで組んだ両手をまっすぐ伸ばしたままあげていく。両肩をななめうしろに引っ張るようにする。

(1セット×3回)

呼吸筋ストレッチ体操（腹）
腹部と脇腹を伸ばす

肋間筋は、呼吸するために欠かせない呼吸筋です。腹部と脇腹を伸ばすストレッチ体操で、肋間筋が柔軟に動くように鍛えます。ストレッチ体操によって、脇腹（体の側面）の筋肉がほぐれて、胸郭が安定するという効果があります。

肋骨の中にあって胸部を開いたり閉じたりするために使う肋間筋は、ひどいセキをしすぎると痛みがでてくる部位です。２週間以上長引くセキが続いているときなどに、にぶい胸の痛みを感じることがありますが、これはセキのしすぎによる肋間筋の痛みであることが多いです。ひどい状態のときには、セキやクシャミで激痛が走る場合もあります。

体側《たいそく》の筋肉は、特別なトレーニングでもしない限り、ふだんあまり使うことがないかもしれません。このストレッチ体操を行うと、ふだん使っていない脇腹の部位が伸びて気持ちよく感じるはずです。継続的にこのストレッチ体操を行い、胸郭を安定させて、より多くの空気が体にとり入れられるようにしましょう。

呼吸筋ストレッチ体操④（腹）
腹部と脇腹の運動

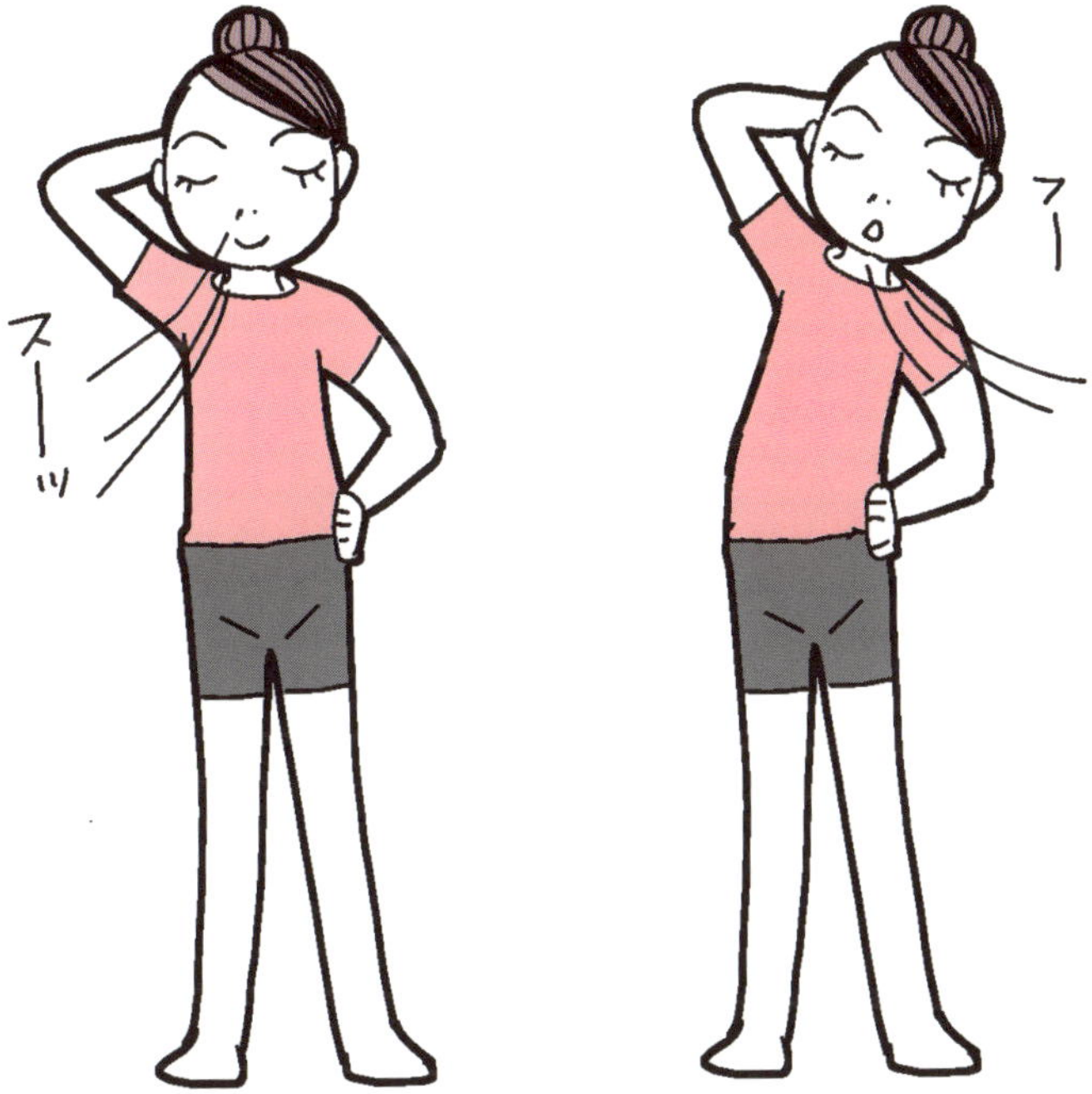

❶ まっすぐに立って、片手を頭のうしろにあて、反対の手を腰にあてる。鼻から息をゆっくりと吸う。

❷ 口から息を吐きながら、あげた片手側の脇腹をゆっくりと伸ばす。息を吐き切ったら、体をもとに戻す。

（1セット×3～5回）

飲み込みストレッチ体操(唾液腺)唾液の分泌を促す

唾液がでることで、口の中がうるおい、気道の乾燥が予防されています。しかし、加齢によって、唾液がでにくくなっていきます。唾液がでにくくなると、乾燥するだけでなく、食事や会話、呼吸もしにくくなります。口が乾燥していると、むせたり噛みにくくなったりするからです。唾液には細菌の増殖を抑える抗菌作用があります。唾液が少なくなると、口内の免疫力が弱まり、カゼを引きやすくなったり、気管支炎や肺炎を起こしやすくなります。

唾液もまた、呼吸、飲み込み、発声、という3つの役割に深くかかわっているのです。

唾液腺《だえきせん》と呼ばれる、唾液をだす場所は、顔まわりに3つあります。**①耳下腺《じかせん》**、**②顎下腺《がっかせん》**、**③舌下腺《ぜっかせん》**、の3つです。耳下腺は上アゴからサラサラした唾液を、顎下腺と舌下腺は下アゴから粘り気のある唾液の分泌を促して、食べものや飲みものを飲み込みやすくしてくれます。3カ所の唾液腺のポイントは、力を入れすぎず、指で軽く押して、やさしく回転するようにマッサージして刺激します。

飲み込みストレッチ体操①
唾液腺マッサージ

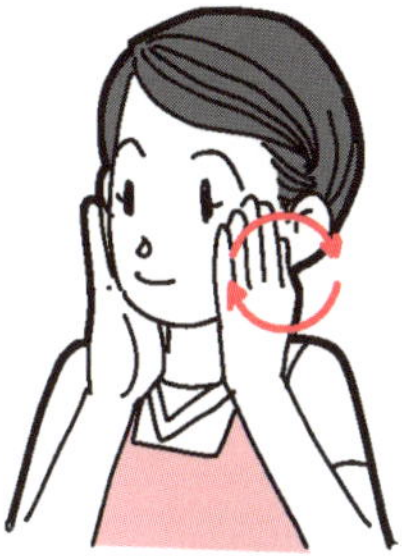

❶ 耳下腺
左右の耳たぶのやや前、
上の奥歯あたりのほほの部分。

左右の手をあてて、ぐるぐると円を描くようにやさしく5～10回マッサージする。

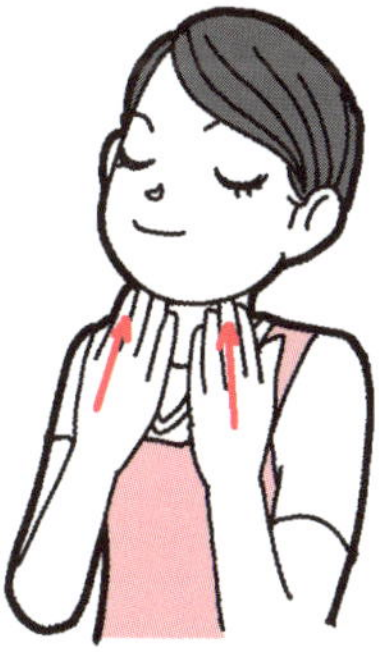

❷ 顎下腺
アゴの骨の内側の
やわらかい部分。

耳の下からアゴ先まで、指でやさしく押す。5～10回繰り返す。

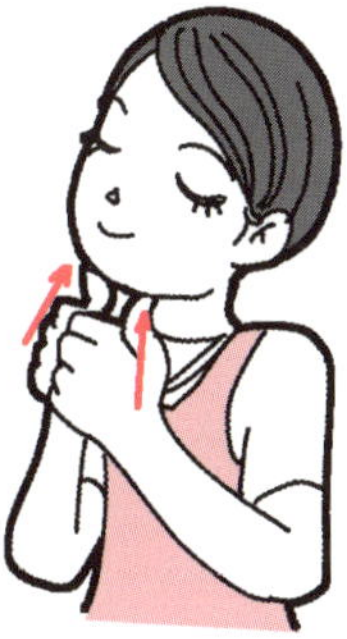

❸ 舌下腺
アゴの先の内側、
舌のつけ根の部分。

下アゴから舌を押しあげる感覚で、両手の親指で少し強めに押す。5～10回繰り返す。

（1セット×5～10回）

飲み込みストレッチ体操（ノドA）おでこを押してノド仏を鍛える

ノドには、咽頭《いんとう》と喉頭《こうとう》があり、咽頭は食べものと空気の通り道、喉頭は空気の通り道となっています。

喉頭には、空気の通り道のフタとなる軟骨、喉頭蓋《こうとうがい》があります。喉頭蓋は、ふだんは開いていて、吸い込んだ空気は気道へ送られます。食べものや飲みものを飲み込んだときには、喉頭蓋が動いて開いた部分をふさぎます。喉頭蓋が気道をふさいで、食べものや飲みものがまちがって気道に入ることを防いでくれるのです。

喉頭蓋がうまく機能してくれていることで、空気は気道へ、食べものは食道へと正しく運ばれていきます。

肺炎を引き起こす誤嚥《ごえん》を防ぐためにも、ノドの筋肉を鍛えておくことが重要なのです。おでこと手の押し合いのようなこのストレッチ体操は、ちょうどノド仏のあたりに力が入ります。簡単にどこでもできますので、おすすめのトレーニングです。

飲み込みストレッチ体操②（ノドA）
おでこを押してノド仏周辺を鍛える運動

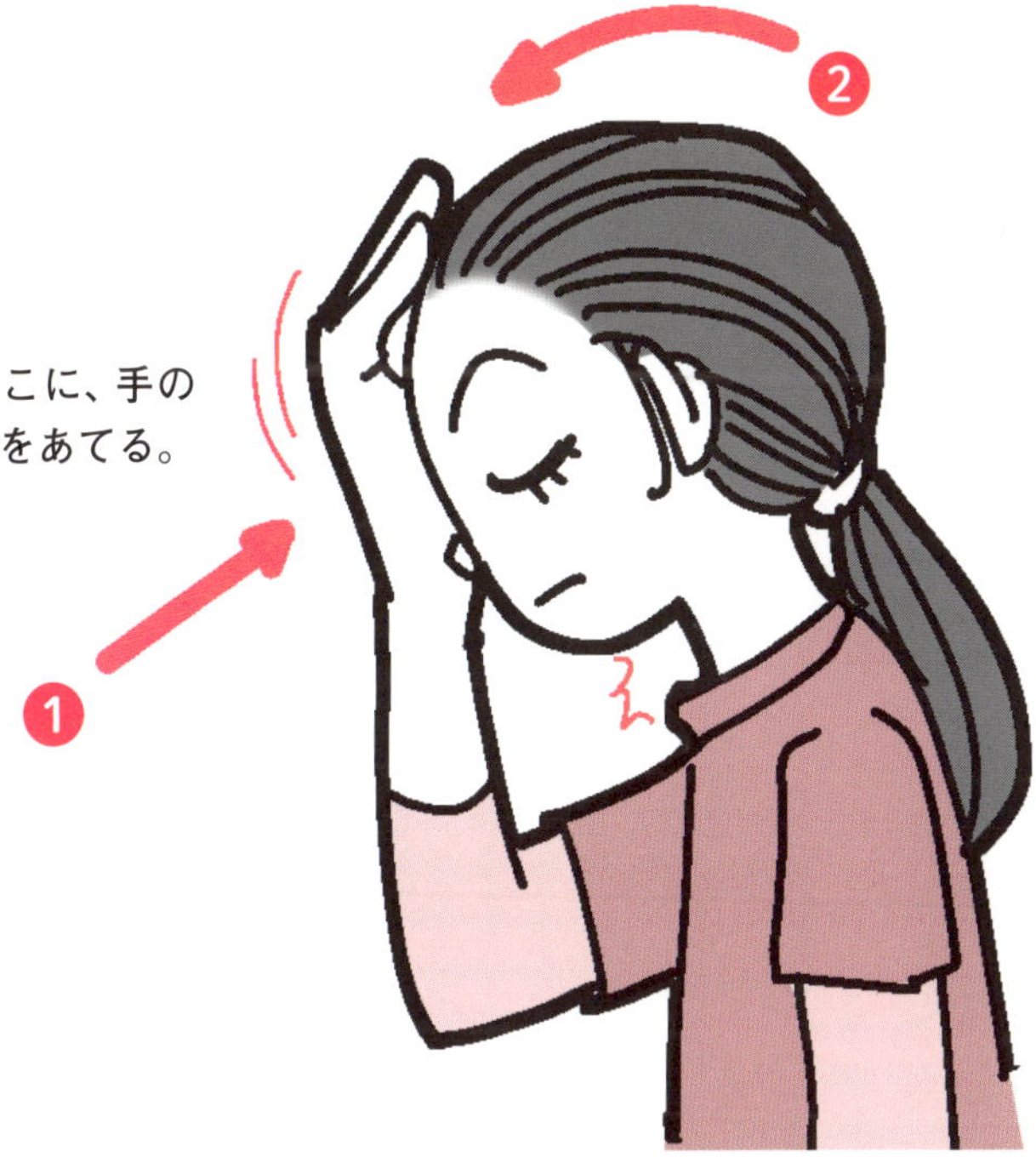

❶ おでこに、手のひらをあてる。

❷ おでこと手で、押し合いをさせる。頭は下を向き、手は上に向かっておでこを押し戻すようにそれぞれ力を入れて数秒そのままの状態でいる。ノド仏に力が入るよう意識する。

（1セット×5～10回）

飲み込みストレッチ体操③

飲み込みストレッチ体操（ノドB）アゴを持ちあげてノド仏を鍛える

ノドは、呼吸と飲み込みのふたつの動作を、うまくスイッチングして振り分けていますが、ノドの声帯には発声の役割もあります。

152ページや154ページで紹介する発声ストレッチ体操でも、発声による筋肉の鍛え方をご紹介していますが、ノドの筋肉は、発声トレーニングやストレッチ体操によっても鍛えることができます。

ノドの線毛《せんもう》には、ウイルスが気道に侵入するのを防ぐ役割があります。線毛がよく動けば、ウイルスを外に排出してくれるのですが、乾燥すると線毛が動かなくなります。ノドの免疫活動を高めるためには、ノドを乾燥させないように唾液をだす必要があります。142ページの唾液腺を刺激するストレッチ体操とセットで、ノドのケアを行いましょう。

アゴを持ちあげるこのストレッチ体操をしていると、ノド仏から、ノドのうしろの筋肉、背筋、横隔膜までがぷるぷると震えて、すべての筋肉を使っていることを感じるはずです。

飲み込みストレッチ体操③（ノドB）

アゴを持ちあげて ノド仏周辺を鍛える運動

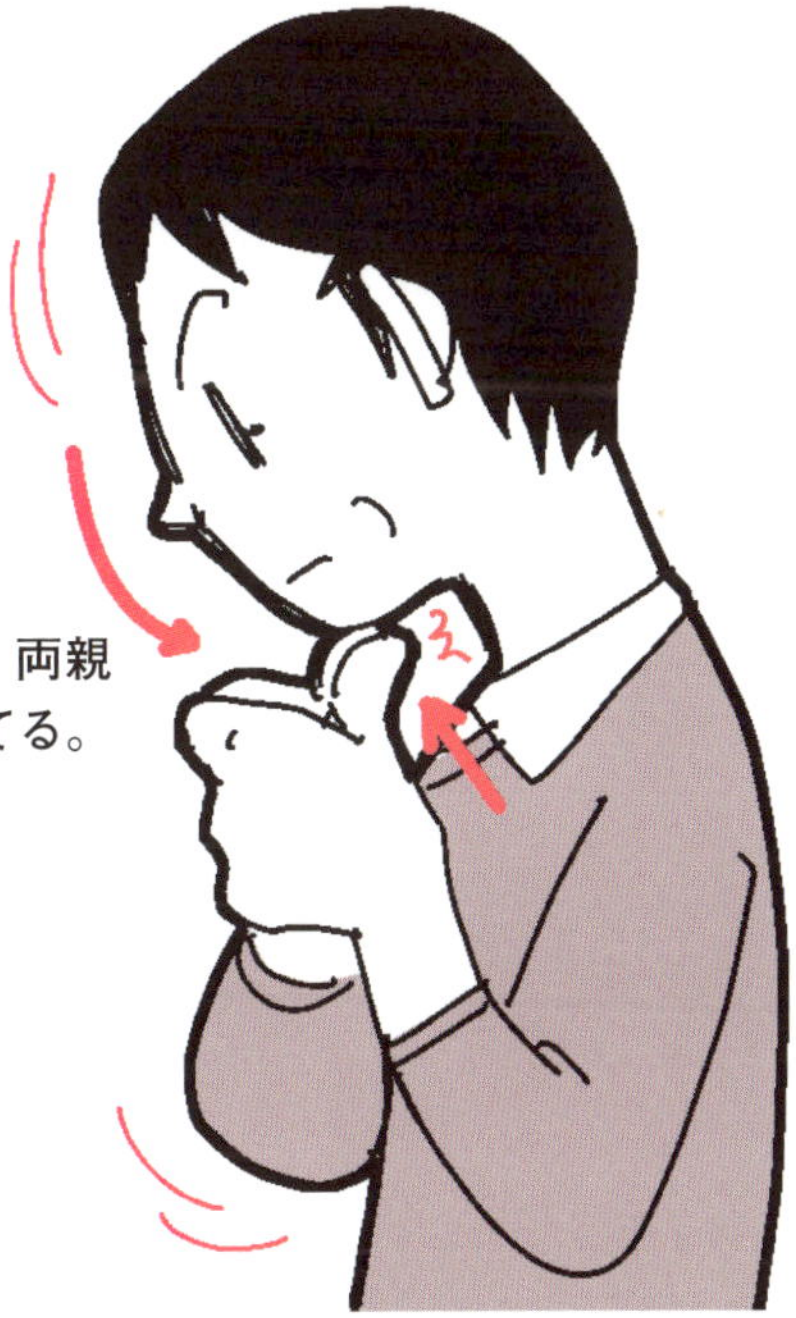

❶ アゴの下に、両親指の腹をあてる。

❷ アゴと親指とで、押し合いをさせる。アゴを下に引き、親指はアゴを引きあげるように、それぞれ力を入れて数秒そのままの状態でいる。ノド仏に力が入るよう意識する。

（ 1セット×5～10回 ）

飲み込みストレッチ体操（ノド、口）
ノドと口の筋肉を鍛える

飲み込みストレッチ体操は高齢者の誤嚥《ごえん》防止トレーニングが基本となっていますが、高齢者のみではなく、ふだんあまり口やノドの筋肉を鍛えることがない中高年にとっても予防対策として役立ちます。

中高年の方にはまだ、飲み込む力がおとろえていくという状態がイメージできないかもしれませんが、嚥下《えんげ》機能が低下すると、ふつうに食事するにも時間がかかり、嚥下障害のある患者さんにとっては、食事自体がとても大切なリハビリテーションであったりします。

自分の飲み込み力がおとろえてくると、いつもセキやタンがでる、食事中のむせ込みやセキ込みが増えた、大きな錠剤が飲みにくくなった、以前より声が小さくなったなどの小さなサインがあらわれはじめます。

おとろえが気になりはじめた方は、飲み込みストレッチ体操を重点的に行うようにしてみてください。このストレッチ体操は、声をだして行ってもかまいません。

飲み込みストレッチ体操④
イイクチ体操（ノド、口を鍛える運動）

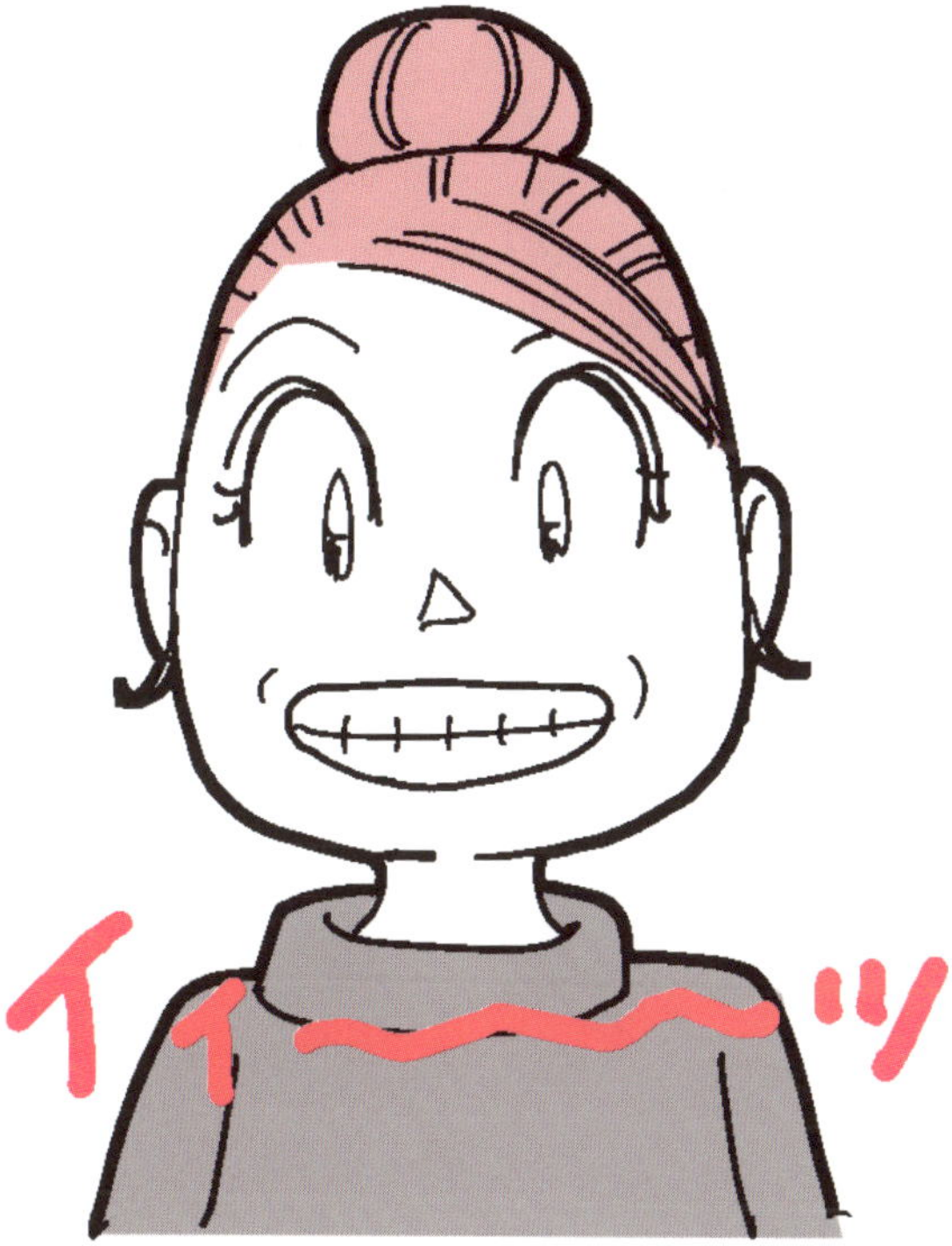

❶ できる限り口を横に広げる。

❷「イイー」と長く発声しながら、10秒間そのまま状態をキープする。

（1セット×5回）

飲み込みストレッチ体操（首、ノド）飲み込む力を向上させるシャキア法

ここで紹介するシャキア法は、喉頭挙上筋群訓練《こうとうけんじょうきんぐん》とも呼ばれ、アメリカで開発された嚥下《えんげ》障害の訓練方法です。人は食べものを飲み込むときに、ノド仏を上下させますが、このときに喉頭挙上筋を使います。

首とノドの筋肉（喉頭挙上筋）を、ストレッチ体操によって鍛えて、飲み込む力を向上させることができます。

次ページのイラストを見ると、非常に簡単な動作に見えますが、肩を床につけたまま首を持ちあげるのは、かなりつらい動作です。最初は、5秒、10秒、20秒というように、徐々にキープする時間を長くしていくとよいでしょう。目標は、なるべく長くこの状態をキープできることです。

枕は使いませんが、もしつらければ、薄いタオルなどを頭の下に置いてやってみてください。ただし、高血圧などの持病や頸椎《けいつい》に問題がある方はおやめください。

飲み込みストレッチ体操⑤

首とノドの筋肉を鍛える運動（シャキア法）

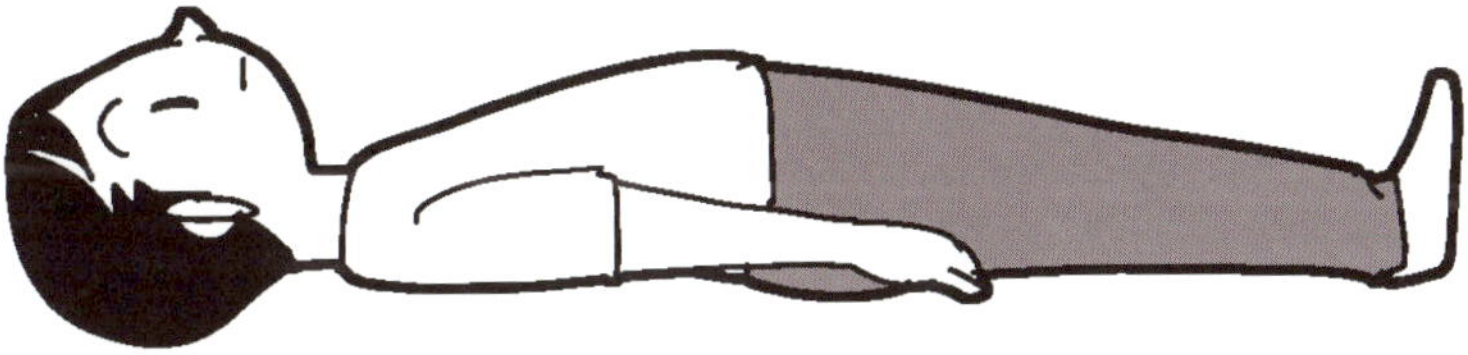

❶ あお向けに寝る。

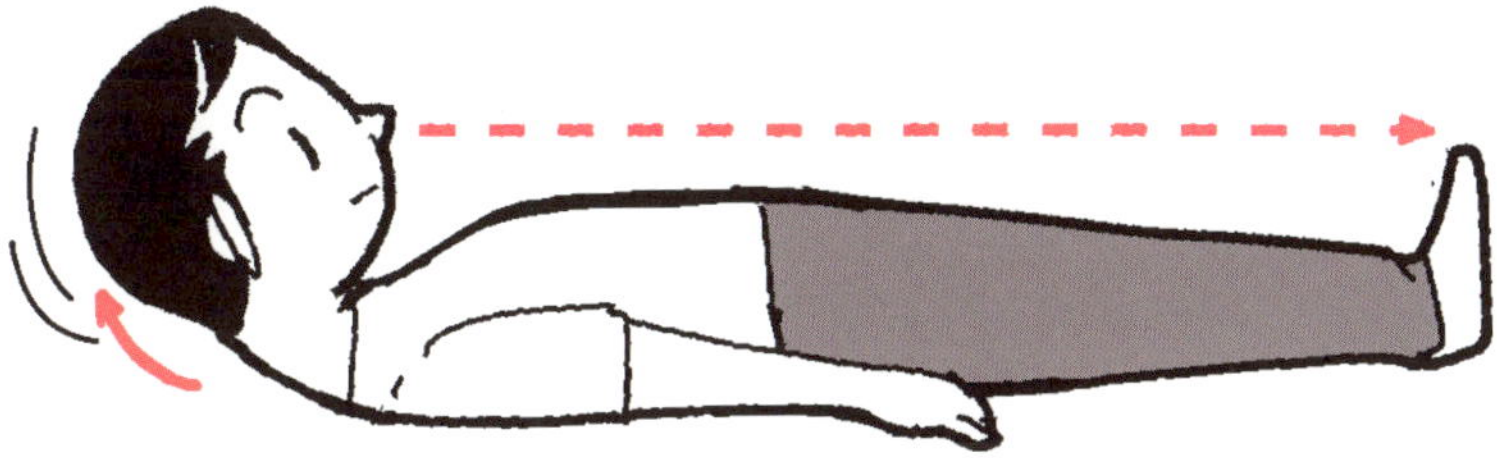

❷ 肩を床からあげないようにして、頭だけを持ちあげて、つま先を見る。その姿勢のまま30秒間キープする。

（ 1セット×5回 ）

発声ストレッチ体操①

発声ストレッチ体操（鼻、口、舌、ノド）あいうえお発声

あいうえお発声は、アナウンサーや舞台役者のボイストレーニングで用いられるものです。腹式呼吸でおなかの底から声をだす発声は、嚥下《えんげ》機能と同じように、鼻、口、舌、ノドを使っているため、飲み込む力を鍛えることにもなります。

加齢とともに、ものを飲み込む力だけでなく、発声する力もおとろえていきます。あいうえお発声を毎日繰り返すことで、大きな声を力強く発声することができるようになります。

「あいうえお」の行から、「わゐうゑを」の行まで、ひとつひとつの音を一息ではっきりと発声します。また、すばやく息を吸って、ひとつの音をはっきりと発声する、を繰り返していきます。ひとつの音のたびに、腹筋を使っておなかをへこませて大きな声で発声します。

発声には意外と腹筋を使うもので、1セットこなすと心地よい疲労感を感じます。

大きく発声することは、健康な肺機能がなければ成立しません。舞台役者になったつもりで、大きな声で練習しましょう。

発声ストレッチ体操①
あいうえお発声（鼻、口、舌、ノドを鍛える運動）

「あいうえお」の行から、「わゐうゑを」の行まで、ひとつの音を一息ではっきりと発声し、また、すばやく息を吸ってひとつの音をはっきりと発声する、を繰り返す。

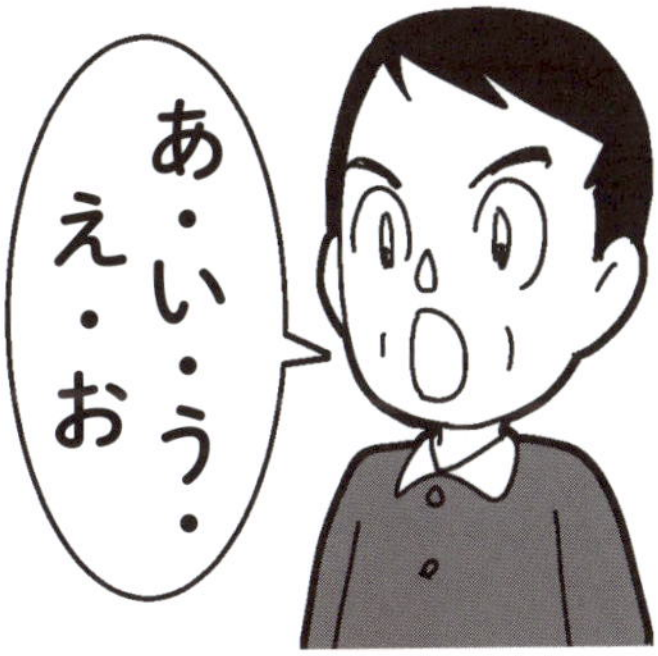

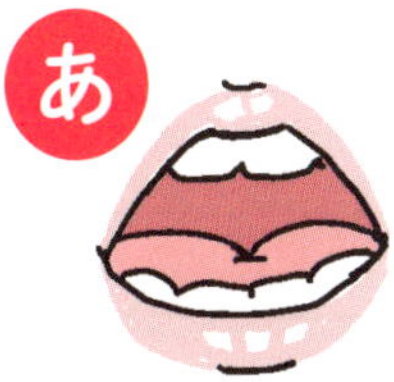

タテに大きく
口を開ける

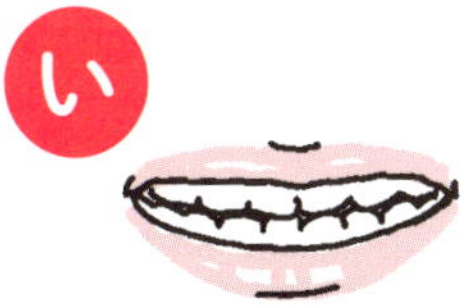

口角をヨコに
引っ張る

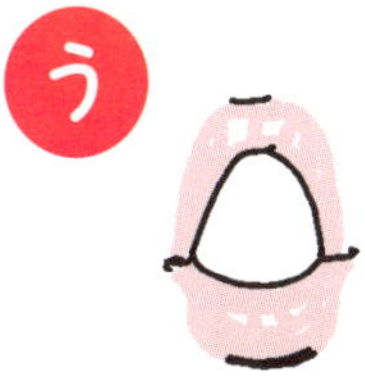

唇を突き出す

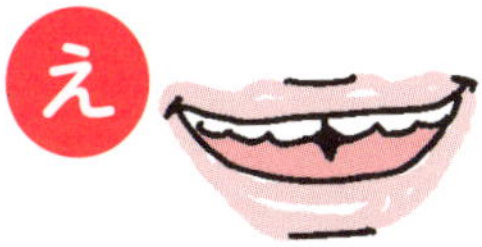

口角をあげる

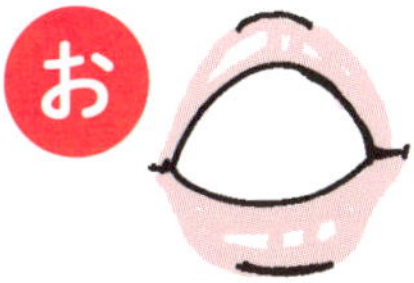

「あ」と「う」の間くらい
の大きさの口を開ける

（1セット×1～2回）

発声ストレッチ体操②

発声ストレッチ体操 舌、唇、ノド、声帯、肺を鍛える運動

高齢者の舌や唇の動きをなめらかにする嚥下《えんげ》訓練のひとつに、パタカラ体操があります。食べものを噛む力、飲み込む力、ノドの奥まで運ぶための力、といった一連の動作を鍛える口腔ケアのひとつです。パタカラ体操は、加齢にともなっておとろえてくる口まわりの筋肉や舌の動き、口輪筋や表情筋などを鍛えます。この体操は、高齢者だけでなく、40代から増えはじめる隠れ誤嚥《ごえん》の防止にも役立ちます。

「パ」は唇を閉める筋力、「タ」「カ」「ラ」は、舌の筋力を鍛えることができます。

パタカラ体操は、一語一語ゆっくりと舌と唇の動きを意識しながら、はっきりと大きな声で「パパパパパ」「タタタタタ」「カカカカカ」「ラララララ」と続けて、3回繰り返して発声します。はっきりと発声するように、大きく口を動かしてください。これは発声前のトレーニングにも役立つといわれています。パタカラ体操を行うことで、口呼吸から鼻呼吸に変わり、口の中の乾燥も防いでくれます。

発声ストレッチ体操②
パタカラ体操

ゆっくりと舌と唇の動きを意識しながら、一語一語はっきりと大きな声で、「パパパパパ」「タタタタタ」「カカカカカ」「ラララララ」と続けて、3回繰り返して発声する。

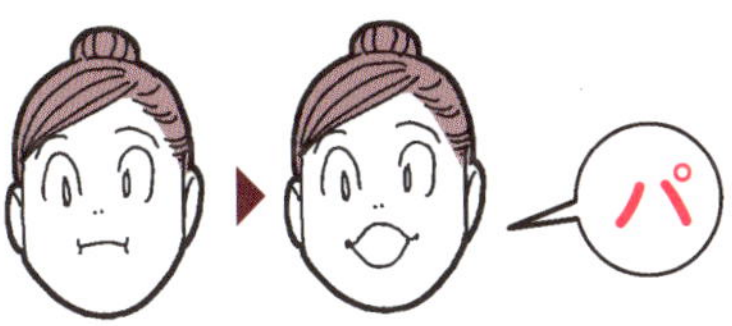

❶ 唇をいちど強く閉じてから、開いて発声する（唇を閉める筋力を鍛える）

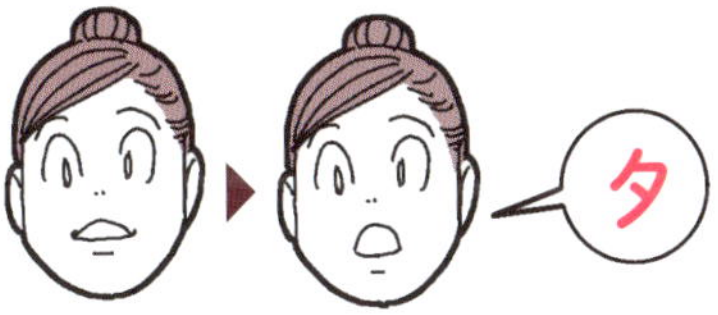

❷ 舌先を前歯のうらにくっつけてから離して発声する（飲み込むための舌の筋力を鍛える）

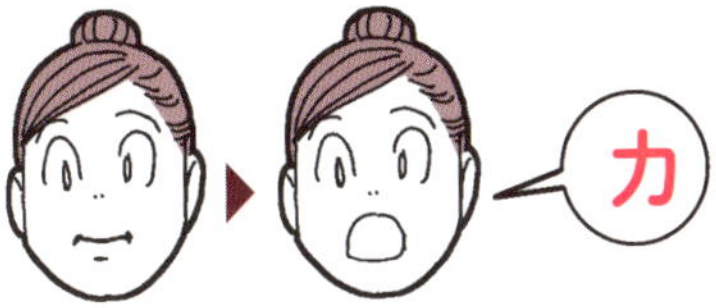

❸ 舌をノドのほうにひいて発声する（ノドを閉める筋力を鍛える）

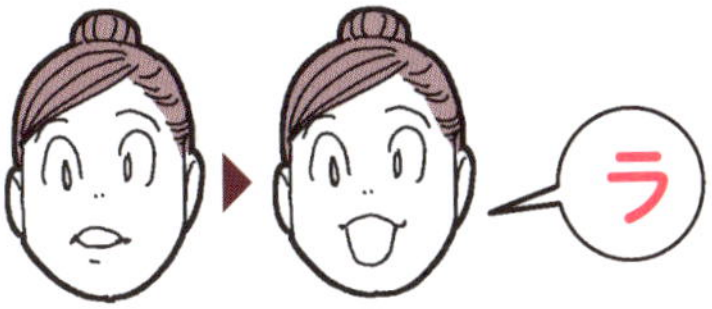

❹ 舌を上アゴにつけてから離して発声する（飲み込むための舌の筋肉を鍛える）

（1セット×3回）

column 8

鳥、カビ、アスベストによる怖い肺炎

肺炎には、多くの種類があります。その中で間質性肺炎は徐々に肺が線維化していくものです。さまざまな原因があり、治療法も原因によって異なります。

中でも、飼育しているインコや鳥の羽やフンを吸引することで起こる鳥関連過敏性肺炎は、慢性化しやすく、死に至る危険性が高い、怖い肺炎です。実際、鳥にアレルギーのある患者さんが、鳩の多い公園での清掃ボランティアで症状が悪化し、命を落とされたことがあります。鳥だけでなく、カビ、アスベスト、薬剤、リウマチなどの膠原病が原因で発症するものなどもあります。しかし、なかなか原因が解明できないケースが多く、セカンドオピニオンを求められることもあります。ご自宅にうかがって調査してみると、周辺の野鳥や羽毛フトンが原因だったということもあります。生活のさまざまな場面に、長引くセキの原因がひそんでいます。不安なセキは、早めに呼吸器内科の専門医にかかっていただければと思います。

呼吸器の病気リスト

付録

呼吸器に関連するおもな疾患、病名、症状を紹介します。

疾患の種類	病名	病状
感染性呼吸器疾患	カゼ（風邪）	上気道のウイルス感染により炎症を起こす病気。一般的なカゼの症状をいう。
	インフルエンザ	インフルエンザウイルス感染による急性熱性感染症。A型、B型、C型に分類されるが、問題となるのはA型インフルエンザとB型インフルエンザ。
	肺炎	肺が細菌やウイルスに感染して炎症を起こす病気。
	誤《ご》嚥《えん》性《せい》肺《はい》炎《えん》	嚥下《えんげ》機能障害のために、唾液、食べものなどを、気道に誤って吸引して起こる病気。
	細菌性肺炎	肺が細菌に感染して起こる病気。入院患者に起こる「院内肺炎」と、病院外で起こる「市中肺炎」とに分けられる。
	肺結核	肺が結核菌に感染して起こる病気。
	非《ひ》結《けっ》核《かく》性《せい》抗《こう》酸《さん》菌《きん》症《しょう》（肺マック菌）	肺が結核菌以外の抗酸菌に感染して起こる病気。いちばん多いのがマック菌による感染。近年増加傾向にある。
	マイコプラズマ肺炎	マイコプラズマという微生物が、原因菌となって起こる肺炎。
	RSウイルス感染症	RSウイルスによって起こる気管支炎や肺炎。乳幼児に多く、重症化しやすい。
	クラミジア肺炎	細胞内でのみ増殖する微生物クラミジアが、気道から感染して肺炎を引き起こす。
	レジオネラ肺炎	レジオネラ菌を吸い込んだことにより引き起こされる肺炎。重症になることが多い。

疾患の種類	病名	病状
感染性呼吸器疾患	百日咳	百日咳菌による病気。近年、予防接種の効果が弱まった成人が感染することがある。
気道閉塞性疾患と気道系疾患	COPD（慢性閉塞性肺疾患《まんせいへいそくせいはいしっかん》）	長期間の喫煙などによって肺の機能が低下する病気。肺の生活習慣病ともいわれる。
	気管支拡張症	なんらかの原因で気管支が広がった状態に陥る病気。
	気管支ぜんそく（セキぜんそく）	アレルゲン吸入や呼吸器感染をきっかけに、気道に炎症が起こる病気。発作性のセキや呼吸困難を引き起こす。
アレルギー性肺疾患	アレルギー性気管支肺アスペルギルス症	アスペルギルス（真菌）による肺の病気。
	薬剤性肺炎	薬剤の毒性やアレルギー反応によって、肺に有害な反応が起こる病気。
	夏型過敏性肺炎（住居関連のカビ） 過敏性肺炎（鳥類の排泄物や羽毛、キノコ胞子など）	肺胞や気道に発生する炎症。夏にピークとなる夏型は、住居によくあるトリコスポロンというカビが原因。鳥のフンや羽に含まれるたんぱく質やキノコ胞子によっても起こる。
間質性肺疾患	塵肺《じんはい》	長期間、粉塵などを吸い込んだことにより肺の線繊維化が進み、肺機能が低下する病気。
	間質性肺炎（肺線維症）	おもに免疫のしくみによって、肺胞周囲にある間質に炎症が起こり、線維化し、血液中に酸素がとり込まれにくくなる病気。
腫瘍性肺疾患	肺がん	肺にできた悪性腫瘍（がん）による病気。
	良性腫瘍	肺にできた良性腫瘍。過誤腫、硬化性血管腫、軟骨腫、脂肪腫、平滑筋腫など。

疾患の種類	病名	病状
胸膜疾患	胸膜炎	肺の表面をおおう胸膜に炎症が起こる病気。胸水による痛みや呼吸困難になる。
	胸膜腫瘍《きょうまくしゅよう》、胸膜中皮腫《きょうまくちゅうひしゅ》	胸膜に発生する腫瘍。悪性胸膜中皮腫は、アスベスト曝露と関連する。
	気胸《ききょう》	肺に穴が開き、胸腔内に空気がたまる病気。
循環器疾患	心不全（心臓喘息）	急性心筋梗塞や慢性の心不全が悪化して、激しい呼吸困難やぜんそくと似た症状が起こる。
	肺水腫	心不全が原因となる心原性肺水腫と、心臓以外の原因で毛細血管から血液の液体成分が肺胞の中ににじみだす場合がある。息苦しさや呼吸不全を引き起こす。
	急性心膜炎	ウイルスなどにより、心臓をとりまく心膜に炎症を起こす。血圧低下やショック状態を引き起こす場合がある。
心因性疾患	うつ病、心身症、神経症（心因性セキ）	不安や緊張などの心理的ストレスによって起こるセキの症状。
	過換気症候群《かかんきしょうこうぐん》	精神的不安や極度の緊張などにより激しく呼吸しすぎて、呼吸困難を起こす病気。
その他疾患	胃食道逆流症《いしょくどうぎゃくりゅうしょう》（GERD）	胃液が逆流して食道に炎症が起こる病気。気道にも影響を及ぼし、セキを長期化させる。
	ACE 阻害薬の副作用	心臓の負担をとり除くACE 阻害薬の副作用により、空ゼキを引き起こす場合がある。
	副鼻腔炎、後鼻漏《こうびろう》	鼻の穴の中で炎症を起こす副鼻腔炎から、粘り気のある分泌物がノドへ流れ込んで、セキを引き起こす。

●監修者紹介
大谷義夫（おおたに・よしお）
池袋大谷クリニック院長。1963年、東京都生まれ。1989年、群馬大学医学部卒業後、九段坂病院内科医長、東京医科歯科大学呼吸器内科医局長、同大学呼吸器内科兼任睡眠制御学講座准教授、アメリカ ミシガン大学留学などを経て、2009年に池袋大谷クリニックを開院。医学博士、日本呼吸器学会呼吸器専門医・指導医、日本アレルギー学会専門医・指導医、日本内科学会総合内科専門医。テレビ、ラジオ、雑誌などメディアへの出演も多く、呼吸器内科のスペシャリストとして知られる。

●おもな著書（編集・共著・監修を含む）
『疲れやすい、痩せにくいは呼吸が原因だった』（二見書房）、『65歳からの誤嚥性肺炎のケアと予防　9割の人は持病では死なない!』（法研）、『肺炎にならないためののどの鍛え方』（扶桑社）、『長引くセキはカゼではない』（KADOKAWA ／角川マガジンズ）など多数。

●参考文献
「咳嗽に関するガイドライン第2版」（日本呼吸器学会）
「患者調査（2014年）」（厚生労働省）
『呼吸リハビリテーションマニュアル—運動療法—第2版』（照林社）
一般社団法人GOLD日本委員会　http://www.gold-jac.jp
『成人肺炎診療ガイドライン2017』（日本呼吸器学会）
『長引くセキはカゼではない』（KADOKAWA ／角川マガジンズ）
『肺炎にならないためののどの鍛え方』（扶桑社）
「肺年齢」日本呼吸器学会
「肺年齢.net」　http://www.hainenrei.net
『65歳からの誤嚥性肺炎のケアと予防　9割の人は持病では死なない!』（法研）

編集協力／ edit24、フロッシュ
カバーデザイン／ cycledesign
本文デザイン／ cycledesign
カバー・本文イラスト／ TAKAO
校閲／校正舎楷の木

肺年齢を若くしてセキぜんそく・誤嚥性肺炎から守る
長引くセキを治す正しい知識と最新治療

2018年3月20日　初版第1刷発行

監修者　大谷義夫
発行者　穂谷竹俊
発行所　株式会社日東書院本社
〒160-0022　東京都新宿区新宿2丁目15番14号　辰巳ビル
TEL: 03-5360-7522（代表）
FAX: 03-5360-8951（販売）
URL: http://www.TG-NET.co.jp
印刷所／図書印刷株式会社　製本所／株式会社宮本製本所

 ISBN 978-4-528-02184-6